SUR UN CAS PARTICULIER

D'OBSTRUCTION INTESTINALE

SURVENANT AU COURS DE LA

PYLÉPHLÉBITE

PAR

Le Dr Julien MAGNAN

ANCIEN EXTERNE DES HOPITAUX DE PARIS
MÉDAILLE DE BRONZE DE L'ASSISTANCE PUBLIQUE

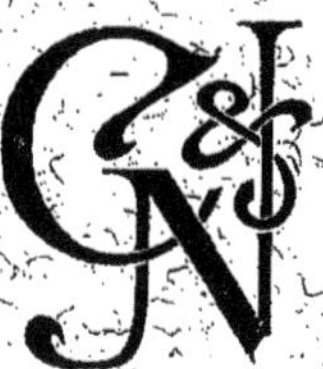

PARIS

GEORGES CARRÉ ET C. NAUD, ÉDITEURS

3, RUE RACINE, 3

—

1898

SUR UN CAS PARTICULIER

D'OBSTRUCTION INTESTINALE

SURVENANT AU COURS DE LA

PYLÉPHLÉBITE

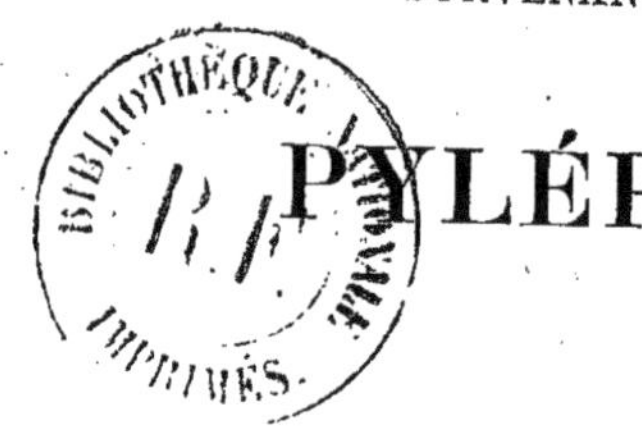

PAR

Le Dr Julien MAGNAN

ANCIEN EXTERNE DES HOPITAUX DE PARIS
MÉDAILLE DE BRONZE DE L'ASSISTANCE PUBLIQUE

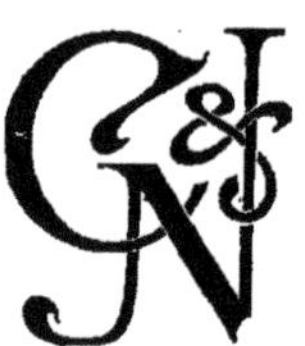

PARIS

GEORGES CARRÉ ET C. NAUD, EDITEURS

3, RUE RACINE, 3

—

1898

A MA MÈRE ET A MON PÈRE

A MA SŒUR

A MES MAITRES

A MES AMIS

A M. LE PROFESSEUR POTAIN

COMMANDEUR DE LA LÉGION D'HONNEUR
MEMBRE DE L'ACADÉMIE DES SCIENCES ET DE L'ACADÉMIE DE MÉDECINE
MÉDECIN DE L'HÔPITAL DE LA CHARITÉ

AVANT-PROPOS

Pendant l'année d'externat que nous avons eu l'honneur de passer auprès de notre excellent maître, M. le D\u02b3 BARTH, nous avons vu chez un malade, atteint de pyléphlébite, apparaître subitement des phénomènes d'occlusion intestinale et la mort survenir en quelques heures.

La rareté du fait, la marche rapide, foudroyante de l'affection nous firent, à cette époque, étudier plus spécialement ce cas et les précédents publiés dans les revues de médecine et nous décidèrent à en faire le sujet de notre thèse inaugurale.

Nous ferons d'abord l'historique de la question, nous verrons ensuite la symptomatologie de l'affection, puis nous étudierons les lésions anatomo-pathologiques que l'on trouve dans l'occlusion intestinale à la suite de la pyléphlébite. Nous pourrons, dans un autre chapitre, en établir la pathogénie et l'étiologie ; nous ferons très rapidement le diagnostic de l'affection, nous verrons quel pronostic il faut porter, et enfin quel traitement il convient de tenter.

Mais avant de commencer notre travail, qu'il nous soit permis de rappeler à notre excellent maître, M. le Dr BARTH, l'accueil bienveillant qu'il nous a fait alors que nous étions jeune étudiant et inconnu de lui. Nous avons pu goûter pendant notre période de stage son enseignement si clair et si distingué. Il a bien voulu, plus tard, nous faire l'extrême honneur de nous accepter comme externe et nous avons passé près de lui une année qui, pour nous, a été des plus agréables, des plus intéressantes et des plus instructives.

Enfin, dernièrement, pendant plusieurs semaines il nous a prodigué ses soins les plus affectueux. Les termes nous manquent pour lui témoigner comme nous vous voudrions le faire notre profond respect et toute notre reconnaissance.

Nous prions M. le Dr MORESTIN, auprès duquel nous avons, à notre grand regret, passé trop peu de temps, de bien vouloir agréer l'expression de nos plus respectueux hommages et nos remerciements les plus sincères pour l'accueil affectueux qu'il a toujours bien voulu nous faire et l'enseignement distingué qu'il nous a donné.

Nous remercions M. le D^r Th. ANGER de nous avoir fait l'honneur de nous accepter près de lui pendant notre deuxième année d'externat. Nous avons pu profiter de sa longue expérience et des leçons journalières et pratiques qu'il nous a faites.

Nous remercions vivement M. le Dr MOSNY de son accueil si bienveillant et de son enseignement si remarquable. Nous le prions d'agréer nos sentiments de profonde gratitude.

Nous saluons ici très respectueusement la mémoire de M. le Pr STRAUSS qui nous avait ouvert son laboratoire et nous avait reçu avec bonté. MM. les P^{rs} agrégés WURTZ et TEISSIER et M. le Dr MOSNY voulurent bien le suppléer. Nous les prions d'agréer nos plus vifs remerciements.

Nous témoignons également toute notre reconnaissance à M. le Pr DUPLAY, à M. le Pr PINARD, à M. le Dr DUGUET, à M. le P^r agrégé LEJARS et à M. le Dr MOIZARD qui furent nos maîtres.

Enfin qu'il nous soit permis de remercier, pour l'accueil bienveillant qu'ils nous ont toujours réservé, M. le Dr CHEVALIER, médecin de l'Hôtel-Dieu de Laval, et M. le Dr CELLIER, chirurgien de l'Hôtel-Dieu de Laval.

Nous remercions M. le P^r agrégé LETULLE des documents qu'il a eu l'amabilité de bien vouloir mettre à notre disposition.

Nous prions M. le Pr POTAIN de bien vouloir agréer l'expression de notre profond respect et nos remerciements pour le grand honneur qu'il nous a fait de présider à la soutenance de notre thèse.

CHAPITRE PREMIER

HISTORIQUE

En 1878, pour la première fois dans les publications
médicales, on trouve signalées des lésions graves de
l'intestin grêle, coïncidant avec la présence d'une pyléphlébite. Chuquet (1), qui publie ce cas dans les bulletins de la *Société anatomique,* insiste sur trois points :
d'abord il constate l'existence d'une thrombose chez
un alcoolique, l'alcoolisme déterminant une diminution
de la fibrine du sang, ensuite il explique le siège de la
thrombose par le ralentissement considérable du sang
dans la veine porte chez le cirrhotique alcoolique ; enfin
il compare, et ce point est important, l'aspect de l'infiltration sanguine des parois intestinales malades à
celui d'un intestin sphacélé.

En 1885, Dreyfous (2) publie trois nouvelles observations : il constate que le siège des lésions intestinales
et de la thrombose est le même dans les quatre cas
connus : il semble pour lui qu'il existe un lieu d'élection pour la thrombose veineuse et les lésions intesti-

____

(1) CHUQUET. *Bull. Soc. Anat.*, 1878.
(2) DREYFOUS. *Bull. Soc. anat.*, 1885.

nales. Il remarque, en outre, que l'anse intestinale malade ressemble tout d'abord à une anse intestinale étranglée.

En 1889 et 1890, Pilliet (1) fait connaître deux nouveaux cas : en présence de thromboses des veines mésaraïques, il constate que une ou deux circonvolutions de l'intestin grêle tranchent sur le reste des autres par leur coloration rouge foncé ou violacée. Il décrit longuement les lésions de l'intestin et voit une grande analogie entre celles-ci et les constatations anatomo-pathologiques antérieurement faites par Chuquet et Dreyfozs dans leurs observations. « On dirait, dit-il, une anse intestinale engouée par un étranglement herniaire ». Il pense enfin que ces lésions intestinales sont d'origine microbienne et probablement antérieure à la thrombose veineuse.

Plus tard, en 1894, Peron et Beaussenat (2) publient une nouvelle observation, et admettent qu'à la thrombose totale du système porte succèdent des lésions intestinales localisées, amenant la nécrose de l'intestin. Ils les expliquent par la thrombose de toutes les veines de la paroi intestinale et par celle d'une partie des artères. Ils pensent en outre que la thrombose artérielle est due à l'infection microbienne d'origine intestinale. Ils admettent comme étiologie l'alcoolisme et la syphilis.

---

(1) Pilliet. *Bull. Soc. anat.*, 1889, *Progrès médical*, 1890.
(2) Péron et Beaussenat. *Bull. Soc. anat.*, 1894.

En juin 1897, MM. Letulle et Maygrier (1) rapportent l'histoire d'une malade, enceinte de six mois, morte presque subitement avec des symptômes de péritonite, chez laquelle on trouva à l'autopsie de la phlébite de la grande veine mésaraïque et de l'apoplexie de l'intestin au niveau du jéjunum sur une longueur d'environ 60 centimètres. Il y avait en outre des lésions de péritonite.

Enfin, en 1897, au mois d'octobre, notre excellent maître, M. le Dr Barth (2), communique l'observation d'un malade que nous avons pu étudier, mort avec les symptômes d'obstruction intestinale et chez lequel, à l'autopsie, nous avons trouvé, outre la pyléphlébite primitive, les lésions l'intestin que nous décrirons tout à l'heure.

M. le P^r agrégé Teissier a bien voulu nous communiquer l'observation inédite d'un malade très obèse, immobilisé depuis plusieurs semaines par une phlébite de la jambe ; subitement il présenta des phénomènes d'obstruction intestinale. On pratiqua l'entéro-anastomose. A l'autopsie on put constater une phlébite des veines mésaraïques et les lésions de l'intestin grêle secondaire que nous nous proposons d'étudier.

La littérature médicale ne contient, à notre connaissance, aucune autre publication de pyléphlébite suivie de lésions intestinales ressemblant au sphacèle.

---

(1) LETULLE et MAYGRIER. *Bull. Soc. anat.*, 1697.
(2) BARTH. *Bull. Soc. méd. des hôp.*, 1897.

CHAPITRE II

SYMPTOMATOLOGIE

Les symptômes d'obstruction intestinale au cours de
la pyléphlébite peuvent se présenter brusquement ; le
malade, en quelques heures, éprouve des douleurs
toutes différentes et par leur intensité et par leur siège
de celles qu'il avait auparavant ; les symptômes que l'on
constatait jusqu'alors ont presque disparu, laissant la
place à ceux de l'occlusion intestinale : on pourrait
croire que l'on a devant les yeux un autre malade.

D'ailleurs, ce début soudain est quelquefois le premier symptôme morbide qu'éprouve le patient : la
pyléphlébite ayant évolué sans déterminer aucune douleur ni aucun trouble.

Tantôt, au contraire, l'affection suit une marche
toute différente : les symptômes que l'on constatait
primitivement disparaissent peu à peu devant de nouvelles manifestations pathologiques : les phénomènes
d'occlusion intestinale apparaissent un à un, successi-
vement, à quelques jours d'intervalle, la maladie semble
vouloir s'installer lentement. Ces symptômes sont souvent peu nets, masqués ou diminués d'intensité par

ceux de l'affection initiale : c'est une symptomatologie mixte.

Le malade a la langue blanche, de l'anorexie, des nausées, parfois quelques vomissements bilieux, intermittents, rarement des hématémèses, il a des coliques passagères survenant par crises, des selles diarrhéiques, sanguinolentes ; il présente de la gêne de la respiration, de la petitesse du pouls, une température sensiblement normale, se rapprochant plutôt de l'hypothermie. Il a des insomnies, peu ou pas de cauchemars.

Voilà ce que l'on constate avec plus ou moins d'intensité jusqu'au moment où brusquement la scène change, l'occlusion intestinale apparaît avec sa symptomatologie saisissante et à grand fracas.

Les douleurs abdominales deviennent plus vives, elles apparaissent par crises subintrantes, le ventre présente du météorisme et de la douleur à la pression : le contact des couvertures provoque les cris du malade. En même temps apparaissent des hoquets, des nausées, des vomissements, d'abord bilieux, puis d'un vert porracé, abondants, fréquents ; rarement on constate des hématémèses.

Le malade apyrétique est quelquefois, au contraire, comme celui que nous avons vu, saisi par la fièvre ; sa température, dans ce cas, peut atteindre 40°. Son pouls est petit, filiforme, fréquent, irrégulier ; on constate quelquefois des pulsations avortées.

Son facies est grippé, hippocratique : ses yeux s'excavent, son nez s'effile, sa voix est cassée.

Il ne rend plus de matières fécales ni de gaz par

l'anus. Ses urines sont très rares ; elles renferment du pigment biliaire abondant et ne contiennent pas d'albumine généralement.

Tel est le tableau des symptômes que l'on rencontre à la période d'état dans l'affection que nous étudions.

Cette période ne dure guère que dix-huit à vingt-quatre heures. Quelquefois elle est plus brève encore. Les courts instants qui la suivent et qui précèdent la mort sont marqués par une accalmie légère, les douleurs sont moins vives, les vomissements cessent, mais le facies ne change pas, les forces du malade s'épuisent ; ses extrémités se refroidissent, une sueur glacée perle sur son visage ; le pouls devient imperceptible.

Il meurt dans le coma ou conserve quelquefois jusqu'à la fin sa pleine connaissance.

Le traitement chirurgical a été tenté deux fois à la fin de la période d'état. La laparotomie pratiquée au siège d'élection sans anesthésie permit de constater des lésions intestinales et mésentériques telles que le chirurgien dans un cas referma simplement l'abdomen (Obs. IV). Le malade mourut quelques heures après dans le coma ; dans l'autre cas l'entéro-anastomose fut pratiquée, mais le malade expira également quelques heures après l'opération (Obs. III).

CHAPITRE III

ANATOMIE PATHOLOGIQUE

Les lésions anatomo-pathologiques ont été étudiées
très soigneusement chez les divers malades dont nous
présentons ici les observations : elles ont toutes été
parfaitement décrites macroscopiquement et histo-
logiquement. Nous avons pu nous-même comparer
les pièces anatomiques de plusieurs des malades
dont nous présentons l'observation (Obs. I, II, III)
et nous avons été frappé de l'*identité absolue* des
lésions que nous avions devant les yeux.

Quand on procède à l'autopsie d'un malade mort
après avoir présenté les symptômes que nous venons de
voir, on peut constater macroscopiquement les lésions
que nous allons maintenant décrire. Nous devons toutefois faire remarquer que la plupart du temps quelques-unes d'entre elles suffisent pour amener la mort
du patient.

A l'ouverture de l'abdomen une quantité plus ou
moins considérable de liquide ascitique s'écoule. Sa
couleur varie suivant sa quantité : jaune citrin lorsqu'il
est abondant, il se présente aussi avec l'aspect d'une

sérosité sanginolente et alors on n'en trouve souvent que quelques centaines de grammes.

Mais ce qui frappe surtout les yeux, c'est le météorisme de l'intestin qui fait saillie au dehors dès l'ouverture de la cavité abdominale ; le péritoine est rouge, injecté : on ne constate de fausses membranes qu'au niveau d'une anse intestinale, située généralement à la hauteur de la région hypogastrique ou dans la fosse iliaque droite. Elles sont récentes, minces, se détachent facilement.

L'anse intestinale lésée appartient toujours à l'intestin grêle, le plus souvent au jéjunum. Elle est rouge, violacée, presque noirâtre et sa couleur rappelle celle de l'intestin étranglé. La consistance de l'intestin est ferme, sa paroi est épaissie, absolument dépourvue d'élasticité, cependant on ne constate à la base ni étranglement, ni torsion, en un mot aucune lésion à l'œil nu pouvant expliquer cet état de l'intestin. Son calibre est uniforme et se continue sans ligne de démarcation avec celui des anses voisines. Sa couleur brun foncé rappelant celle des anses intestinales sphacélées, va aux extrémités de la portion malade, en se dégradant pour redevenir enfin normale. Il faut toutefois remarquer que la stase veineuse se montre sur une longueur moindre, en aval de la portion malade.

Si l'on ouvre l'intestin dans toute sa longueur, après l'avoir déroulé on reconnaît, comme nous l'avons déjà dit, que c'est toujours l'intestin grêle, de préférence le jéjunum, qui est lésé.

Sur une longueur pouvant varier de 20 à 60 centimètres et même 1 mètre, on constate que la paroi intestinale est uniformément congestionnée, épaissie et comme carnifiée, la muqueuse, d'un gris rougeâtre, est recouverte soit de sang noir ou d'une sérosité rougeâtre sanguinolente, soit d'un exsudat friable qui se détache aisément par le grattage, laissant voir les valvules conniventes élargies et épaissies, privées de leur revêtement épithélial. Il n'y a pas d'ulcérations, mais un état tomenteux de toute la surface; la couche sous-muqueuse, quadruplée d'épaisseur, est criblée d'orifices vasculaires élargis, obstrués par des caillots sanguins noirâtres, non adhérents, de formation récente. Le reste de l'intestin, le météorisme à part, paraît sain.

Le contenu du tube intestinal est tout différent dans ses diverses parties : l'estomac et la portion de l'intestin grêle située au-dessus de l'anse malade contiennent des aliments ayant subi un commencement de digestion, la partie malade est distendue par une sérosité sanieuse, rougeâtre et la partie inférieure du tube digestif contient des matières parfaitement digérées. On peut ainsi expliquer la présence de garde-robes normales quelques heures seulement avant la mort.

Cependant nous devons encore faire remarquer une fois que le calibre de l'intestin n'est rétréci nulle part, et que le passage semble libre dans toute la longueur du conduit. Ajoutons, enfin, que le reste de l'intestin est sain et normal.

Si maintenant nous examinons le mésentère, nous constatons qu'il est très augmenté de volume. Son épaisseur est triplée et même quadruplée (1 à 5 centimètres), mais seulement au niveau de l'anse intestinale lésée. Il est lardacé, œdémateux, infiltré, sillonné par des veines de la grosseur d'une plume de corbeau ; ces veines comme celles de l'intestin sont thrombosées, remplies par des caillots brunâtres qu'on peut faire sortir à la pression.

En disséquant méthodiquement les veines mésaraïques, depuis leur point de départ dans l'anse intestinale malade, jusqu'à leur embouchure dans le tronc de la veine porte, il est facile de voir que ces veines, la plupart du temps, sont oblitérées dans toute leur étendue, par une thrombose généralisée : celle-ci se retrouve dans toute la longueur de l'intestin, aussi bien dans les parties saines que dans celles qui sont malades. Très rarement la thrombose peut être partielle et n'envahir que la veine grande mésaraïque.

Quelquefois des artérioles sont également thrombosées, mais, à côté de celles-ci, il en est d'autres plus nombreuses dont la paroi est affaissée et en partie rétractée sur quelques leucocytes mêlés à des débris fibrineux qui remplissent imcomplètement la cavité vasculaire, d'autres enfin sont saines : c'est la majorité.

La veine splénique peut être saine ou, comme dans certains cas, apparaître sur le bord supérieur du pancréas comme un bourrelet blanc et dur. Sa paroi est épaissie. Le caillot qui la remplit se poursuit dans toutes les branches.

La rate incisée montre son parenchyme comme lardé par les caillots noirs, concrets, qui remplissent les rameaux veineux dans tout leur parcours ; elle n'est

pas ou peu augmentée de volume, souvent son parenchyme est comme carnifié, sans sclérose véritable.

De même la paroi gastrique peut être parcourue
par de nombreuses veines transformées par la coagulation de leur contenu en cordons pleins, saillants et
flexueux. En général les artères sont saines, perméables et souples, quelques-unes très rares et sur un
parcours extrêmement petit sont thrombosées.

Il nous reste maintenant à examiner les lésions de la
veine porte : c'est là que la thrombose apparaît généralement très accentuée. Elle peut, soit exister dans
toute l'étendue de ce vaisseau et même se prolonger
dans le foie, soit occuper seulement une partie plus ou
moins considérable de la veine. Dans tous les cas nous
constatons que la thrombose débute dans la veine
porte ou dans ses racines pour gagner ensuite ses plus
petites radicules et atteindre l'intestin.

Le caillot fibrineux qui obstrue la veine porte la
transforme en un cylindre rigide dont la coupe transversale, pratiquée au niveau de la partie primitivement
lésée, a une couleur gris rosé, de consistance ferme et
élastique ; les coupes pratiquées à des hauteurs différentes nous montrent que les caillots sont manifestement plus anciens à mesure qu'on s'éloigne davantage
de l'intestin. Le plus souvent le caillot adhère fortement à la paroi veineuse et offre les lésions caractéristiques de la pyléphlébite adhésive.

La thrombose en général ne se prolonge pas dans les
divisions intrahépatiques de la veine porte : dans ce cas
elles sont affaissées et vides ; quelquefois au contraire

ces veines sont thrombosées et souvent alors le microscope est nécessaire pour constater les lésions.

Le foie, la plupart du temps, est diminué de volume
et présente les lésions de la cirrhose.

Maintenant nous constatons que la sérosité péritonéale et du sang du cœur, recueillis aseptiquement
quelques heures après la mort et ensemencés sur les
différents milieux de culture ordinaires, n'ont donné
aucun résultat.

Les autres lésions organiques constatées macroscopiquement dans nos observations ne présentent pas
d'intérêt pour notre étude.

Voyons maintenant à l'aide du microscope les lésions anatomo-pathologiques que nous venons de constater à l'œil nu.

Si nous examinons l'intestin grêle au niveau de la
portion malade, nous voyons à un faible grossissement
que la matière colorante des noyaux est fixée presque
uniquement sur la couche musculaire et sur le péritoine ; les villosités, les glandes, les valvules conniventes, le tissu sous-muqueux ont une coloration rose
pâle à l'hématoxyline et à l'éosine.

Les villosités sont tombées en grande partie, celles
qui restent adhérentes montrent, à un fort grossissement, quelques très rares noyaux allongés dans l'axe
de l'organe, mal colorés.

De petits corps arrondis, globules sanguins en voie
de destruction, sont disséminés dans la masse amorphe,
indistincte, qui représente la villosité.

Les culs-de-sac des glandes de Lieberkuhn ont par

places une légère teinte ardoisée ; mais à un fort grossissement aucun noyau n'est nettement visible dans leur
intérieur. L'hématoxyline s'est fixée sur des débris nucléaires venant de l'épithélium qui est détruit sur place.

La sous-muqueuse est énorme, triple de la normale.
D'énormes vaisseaux dilatés, remplis de globules rouges
et de leucocytes, logés dans des mailles fibrineuses, contribuent pour une part à cette augmentation d'épaisseur.

D'autre part, quelques infiltrations sanguines plus
ou moins importantes peuvent se faire assez irrégulièrement dans le tissu conjonctif. Ces infiltrations
clivent les faisceaux de fibres lisses qui alternent à un
faible grossissement avec les bandes roses formées
par les globules rouges. Tous les vaisssaux de la
sous-muqueuse ne sont pas toujours également thrombosés ; un certain nombre, la minorité il est vrai,
apparaît sur les coupes sous forme d'anneaux dans lesquels on retrouve, à un fort grossissement, la charpente
musculaire, mais les autres éléments sont morts ; la
lumière est occupée par une masse légèrement granuleuse dans laquelle on ne retrouve pas de globules
rouges nets. Il y a d'ailleurs des intermédiaires entre
les vaisseaux nettement thrombosés et ces derniers.

Parmi les vaisseaux de la sous-muqueuse qui présentent des caillots dans leur intérieur, il y a des veines
en majorité, mais il y a aussi quelquefois des artérioles
qui sont le siège de thrombus. Il est facile de les suivre
dans le bout du mésentère qui adhère à l'intestin.

La thrombose artérielle, quand elle existe, ne paraît

pas contemporaine de la thrombose veineuse : elle est de date plus récente.

Il y a enfin dans la sous-muqueuse des amas de leucocytes polynucléaires ; ces amas sont rares, visibles à l'œil nu et au microscope logés dans la profondeur de la sous-muqueuse ; les noyaux des fibres lisses sont colorés presque partout, sauf au point d'insertion du mésentère où le muscle a subi une nécrose presque complète.

Nous devons ajouter que, plusieurs fois, sur des coupes de l'intestin malade on a pu constater la présence de microcoques.

La tunique péritonéale de l'intestin présente les lésions classiques de la péritonite aiguë.

Les veines possèdent toutes les lésions de la thrombophlébite récente. L'endoveine est un peu gonflée mais en général il n'y a pas encore de bourgeons ; il est très rare en effet qu'on en trouve envahissant la périphérie du caillot.

Les vaisseaux du mésentère présentent des lésions semblables à celles que nous venons de décrire pour ceux de l'intestin. On constate encore quelques infiltrats sanguins autour des faisceaux conjonctifs du mésentère.

L'examen histologique des différentes parties de la veine porte et de ses racines confirme notre opinion sur la marche de la thrombose. Les caillots sont en voie d'organisation d'autant plus avancée qu'ils sont plus anciens, et plus nous approchons de l'intestin, plus nous constatons que leur formation est récente. Les tuniques de la veine sont très épaissies ; on peut encore distinguer cependant les trois zones : elles sont envahies plus ou moins par des noyaux embryonnaires, des vaisseaux de néo-formation ; la zone interne est même quelquefois bordée d'une série de végétations qui pénètrent dans le caillot.

Là encore on remarque parfois des petits groupes de globules rouges et de petits lacs de fibrine. Quand le caillot est de formation plus récente, ces lésions n'existent pas ou sont beaucoup moins accentuées.

Telles sont les lésions que l'on trouve au niveau de l'intestin, du mésentère, de la veine porte et de ses branches dans les cas d'obstruction intestinale survenant au cours de la pyléphlébite.

CHAPITRE IV

PATHOGÉNIE. — ÉTIOLOGIE

Il nous faut maintenant étudier la pathogénie de l'occlusion intestinale dans la pyléphlébite. Ce qui frappe tout d'abord les yeux dans cette affection, c'est le sphacèle de l'intestin, alors qu'on ne constate pas la présence de bride, de volvulus ou d'une invagination, en un mot d'aucun phénomème mécanique capable d'avoir produit une aussi grave lésion.

La pyléphlébite constatée, nous remarquons encore que dans tous les cas nous avons affaire à une pyléphlébite adhésive : c'est ce qui peut expliquer en partie, à notre avis, la rareté de l'affection que nous étudions : la pyléphlébite suppurée étant plus commune que la précédente.

En outre, l'évolution beaucoup plus lente des lésions dans la pyléphlébite adhésive permet aux lésions de l'intestin de se développer et de présenter finalement le sphacèle que nous avons constaté.

Comment a-t-on jusqu'ici interprété cette nécrose intestinale ? Certains auteurs ont prétendu que la lésion intestinale était primitive, que les vaisseaux, veines et artères, probablement sous l'influence des bactéries de l'intestin, avaient été thrombosés et que secondairement la pyléphlébite s'était déclarée.

Cette explication ne nous semble pas concorder avec l'examen anatomique. Si en effet on étudie les lésions de la veine porte et de ses branches à divers endroits, on constate toujours, comme nous l'avons fait remarquer plus haut, que la pyléphlébite débute d'abord dans le tronc de la veine porte, gagne ensuite peu à peu ses branches d'origine et arrive enfin à l'intestin: c'est un fait prouvé que nous devons tous admettre.

Nous voulons bien toutefois reconnaître que la pyléphlébite peut se développer sous l'influence de microbes venant directement de l'intestin.

Il faut encore faire remarquer que la gravité de l'affection intestinale dépend intimement de la virulence de l'agent producteur de la pyléphlébite.

Si celle-ci est peu étendue, peut-être n'y aura-t-il pas de lésion intestinale ou du moins elle sera très limitée : ces cas doivent souvent passer inaperçus et la guérison se produire naturellement. Au contraire, si nous avons affaire à une pyléphlébite grave, nous devons craindre les lésions consécutives de l'intestin, c'est-à-dire le sphacèle par thrombose veineuse et, secondairement, le développement de bactéries à ce niveau et même la péritonite par perforation, en un mot les lésions que nous avons constatées.

Maintenant, un fait a frappé tous les auteurs, c'est la localisation très nette de la lésion intestinale sur la première partie du jéjunum ou sur le commencement de l'iléon. L'examen attentif des intestin nous permettra peut-être de l'expliquer.

Nous avons constaté que la thrombose veineuse sur l'anse intestinale malade était complète et que la circulation du sang était absolument arrêtée. Nous avons également remarqué que, au niveau des parties saines de l'intestin proprement dit, la thrombose veineuse n'existait pas et que la circulation n'était pas entravée. Nous en concluons que plus le réseau vasculaire sera riche et moins thrombosé, moins les lésions intestinales seront considérables. Si maintenant nous remarquons que le jéjunum est précisément situé assez loin des extrémités de l'intestin et que par là même il est très éloigné des voies collatérales, nous comprendrons facilement que son irrigation sanguine est moins parfaite que dans les autres parties de l'intestin et que par conséquent la thrombose des vaisseaux se fera plus rapidement que partout ailleurs : l'intestin à ce niveau n'étant plus irrigué devra nécessairement se nécroser et amener la mort du malade avant que les autres parties du tube digestif présentent des lésions très visibles.

Voyons maintenant comment se fait l'obstruction intestinale. Nous n'avons pas affaire à un étranglement, puisque nous avons constaté que le champ de l'intestin était absolument libre ; c'est donc plutôt un pseudo-étranglement, une pseudo-occlusion que nous avons à étudier.

Nous avons vu que la nécrose de l'intestin était complète au niveau de la portion lésée. Les divers éléments qui composent la paroi intestinale n'existent donc plus physiologiquement. Les plexus d'Auerbach et de Meissner situés dans l'épaisseur des tuniques de l'organe n'ont plus d'action.

La contractilité des fibres musculaires intestinales à ce niveau a disparu : il n'y a plus de mouvements de péristaltisme, il y a *paralysie* de l'intestin. Les quelques anses nécrosées seront donc une barrière impossible à franchir par les aliments situés dans la portion supérieure du tube digestif.

Nous constatons enfin que cette affection se rencontre chez les malades dont le système vasculaire est sérieusement taré : l'alcoolisme avec la syphilis semblent être la principale cause de la nécrose intestinale à la suite de pyléphlébite. Nous pouvons également la rencontrer chez des goutteux, des saturnins, des cachectiques ou des obèses. Le malade de M. le Pr agrégé Teissier (Obs. III) présentait une adipose considérable, des vaisseaux en mauvais état, et l'immobilité dans laquelle il était par suite de la phlébite qu'il avait à la jambe, a pu déterminer chez lui un ralentissement assez considérable du sang pour produire la pyléphlébite et les lésions intestinales secondaires.

CHAPITRE V

DIAGNOSTIC — PRONOSTIC — TRAITEMENT

Nous devons, dès maintenant, déclarer que le diagnostic de la pyléphlébite est presque impossible à faire : le médecin, jusqu'au moment où les signes d'occlusion intestinale apparaîtront, pourra hésiter entre les nombreuses affections abdominales qu'on rencontre journellement. Peut-être pourra-t-il, à la fin, soupçonner la présence d'une pyléphlébite, quand les symptômes nets d'occlusion se présenteront : ce diagnostic alors aura peu d'importance, celui de l'occlusion intestinale s'imposant. Ce dernier, en effet, ne présentera aucune difficulté pour le médecin exercé : les symptômes sont nettement ceux de l'occlusion et de la péritonite qui l'accompagne.

Le pronostic semble fatal, si nous le faisons d'après nos observations. Nous pouvons toutefois admettre que dans certains cas les lésions ne sont pas assez considérables pour déterminer la mort et que la guérison peut se produire. Ces cas passent alors inaperçus.

Il est bien évident que si l'intestin est nécrosé sur une assez grande longueur il ne faudra pas avoir beaucoup d'espoir, la vie étant incompatible avec la gravité de la lésion.

Même dans ce cas cependant, on peut encore espérer en appliquant le seul traitement qui ait des chances d'amener une amélioration, nous voulons parler de la laparotomie et de la résection d'une partie de l'intestin.

En effet, le médecin ne connaissant pas en général la cause de l'obstruction intestinale devra, à notre avis, se conduire comme en présence d'une occlusion intestinale ordinaire et pratiquer la laparotomie. C'est alors qu'il pourra juger s'il doit ou non réséquer puis suturer l'intestin.

Nous croyons qu'en cas de lésions considérables, il devra se borner simplemement à la laparotomie exploratice et aux moyens thérapeutiques en sa puissance pour soulager les derniers moments de son malade.

OBSERVATIONS

Observation I

Bulletin de la Société médicale des hôpitaux, octobre, 1897.
(Communication de M. le Dr Barth.)

Saut... Émile, 47 ans, concierge, entre à l'hôpital Necker, salle Bouley, le 13 octobre 1897. Cet homme bien bâti et d'apparence vigoureuse, se plaint de souffrir depuis douze jours de coliques abdominales qui reviennent par crise sans cause appréciable.

Il a perdu son père à l'âge de 67 ans, il ignore de quelle maladie ; sa mère serait morte d'une phlébite, suite de couches ; il aurait perdu un frère et une sœur de maladies aiguës en quelques jours.

Lui-même a eu la rougeole dans l'enfance, la fièvre intermittente pendant son service militaire en Algérie. A l'âge de 33 ans il a eu une phlébite double des membres inférieurs qui a guéri au bout de trois mois sans laisser de traces. Il est manifestement alcoolique et avoue un minimum de cinq à six petits verres par jour.

La maladie actuelle a débuté brusquement le 1er octobre dernier : sans cause connue, il a été pris de coliques sèches, violentes, accompagnées de nausées et de vomissements. Ces douleurs, dont le siège principal est à l'épigastre, s'irradient à droite et à gauche vers les hypocondres ; elles se répètent par crises durant plusieurs heures chaque jour. Un médecin appelé porte le diagnostic de coliques hépatiques et, après quelques jours de soins, envoie le malade à l'hôpital.

Le 14 octobre, lendemain de son entrée, le malade est sans fièvre (T. R. 37°,2) : les yeux sont cernés, le teint jaune, sans ictère ; le ventre légèrement ballonné n'est pas tendu ; la palpation un peu douloureuse dans la région sus-ombilicale et l'hypocondre droit ne révèle rien de particulier ; le foie est plutôt petit, rétracté sous les fausses côtes ; il n'y a ni ascite ni circulation collatérale abdominale ; l'intestin paraît sain ; les selles régulières, quoique peu abondantes, sont grisâtres, formées de lait bien digéré.

Les coliques persistent avec les mêmes caractères que précédemment ; elles sont violentes, lancinantes et arrachent des plaintes au malade ; elles ne cèdent que momentanément à l'emploi de la morphine.

Cependant il n'y a ni fièvre ni aucun trouble fonctionnel ; les urines un peu hautes en couleur ne contiennent ni pigment biliaire ni albumine.

Nous acceptons le diagnostic de coliques hépatiques sans ictère et nous prescrivons le régime lacté intégral ; un grand lavement froid tous les matins, 100 grammes d'huile d'olives anisée tous les deux jours ; des cataplasmes laudanisés sur le ventre et une injection sous-cutanée de 1 centigramme de morphine matin et soir.

Les jours suivants, l'état reste le même : température normale ; aucun symptôme nouveau, mais les crises douloureuses se répètent malgré la morphine ; pendant les périodes de répit, le malade se lève et se promène dans la salle ; les garde-robes peu abondantes, se produisent régulièrement chaque jour après le lavement ; elles n'offrent aucun caractère particulier.

Brusquement, le 17 octobre au soir, la situation change : le ventre se météorise, il se produit des hoquets, des vomissements d'un vert porracé, très abondants ; la fièvre s'allume et les traits du malade s'altèrent.

Le 18 au matin, température 40°,3, pouls 140 filiforme ; vomisséments continuels ; le ventre, uniformément ballonné, est dur, tendu, très douloureux à la pression ; les selles sont supprimées depuis 24 heures, ainsi que l'émission des gaz par l'anus ; les yeux sont excavés, la voie cassée, le faciès hippocratique.

En présence de ces symptômes qui semblent révéler un étranglement interne compliqué de péritonite aiguë, une intervention chirurgicale est décidée ; mais avant qu'on ait pu la pratiquer le malade s'affaiblit rapidement et succombe dans le collapsus, à 3 heures de l'après-midi.

A l'autopsie, faite le 20 octobre au matin, on constate un ensemble de lésions très caractéristiques. L'abdomen est considérablement augmenté de volume ; l'incision de la paroi donne issue à une petite quantité (1 litre environ) de sérosité rougeâtre.

L'intestin, uniformément météorisé, fait saillie au dehors ; le péritoine est injecté d'un rouge vif, sans exsudats ni fausses membranes, sauf au niveau d'une anse intestinale située à la partie moyenne de la région hypogastrique : cette portion de l'intestin qui correspond à peu près au milieu du jéjunum, est d'un rouge violacé, presque noirâtre, rappelant l'aspect d'un intestin étranglé ; sa surface est recouverte de fausses membranes récentes, minces et se détachant facilement ; sa consistance est ferme et sa paroi épaissie semble absolument dépourvue d'élasticité ; cependant on ne constate à sa base ni étranglement, ni torsion ; son calibre est uniforme et se continue sans ligne de démarcation avec celui des anses voisines ; on est frappé seulement de l'épaisseur et de la consistance lardacée du mésentère.

L'intestin étant déroulé et ouvert dans toute sa longueur, on peut reconnaître que le maximum des lésions est situé à 1 mètre environ au-dessous de l'angle duodéno-jéjunal.

En ce point, et sur une longueur d'environ 20 centimètres, la paroi intestinale est uniformément congestionnée, épaissie et comme carnifiée ; la muqueuse, d'un gris rougeâtre, est recouverte d'un exsudat friable, qui se détache aisément par le grattage, laissant voir les valvules conniventes élargies et épaissies, privées de leur revêtement épithélial ; il n'y a pas d'altérations,

mais un état tomenteux de toute la surface ; la couche sous-muqueuse quadruplée d'épaisseur est criblée d'orifices vasculaires
élargis, que distendent des caillots sanguins noirâtres, non adhérents ; le mésentère est également épaissi, transformé en un tissu
lardacé de près de 2 centimètres d'épaisseur, sillonné par des
veines de la grosseur d'une plume de corbeau ; ces veines, comme
celles de l'intestin, sont thrombosées, remplies par des caillots
brunâtres que la pression fait sortir en forme de vermisseaux
allongés.

En amont de l'anse malade, la paroi du jéjunum est encore
très injectée, dans l'étendue de 5o centimètres environ, et présente les caractères de la stase veineuse avec cyanose commen-
çante ; en aval, au contraire, les lésions cessent brusquement et
l'intestin reprend sa coloration pâle et sa consistance normale ;
toute la partie inférieure du tractus digestif, comprenant la
moitié du jéjunum, l'iléon et le gros intestin tout entier, paraît
saine, en dépit du météorisme et de l'hyperémie diffuse du péritoine. Le contenu du tube intestinal diffère aussi remarquablement dans ses diverses parties : l'estomac, le duodénum, et la
première partie de l'iléon étant remplis par du lait à demi coagulé, teint en vert bleuâtre par la bile, tandis que l'anse malade
est distendue par une sérosité sanieuse rougeâtre, et que la partie
de l'intestin située au-dessous ne renferme que des matières
fécales parfaitement digérées.

Cependant, il faut le répéter, le calibre de l'intestin n'est rétréci nulle part, et le passage semble libre dans toute la longueur
du conduit.

En disséquant méthodiquement les veines mésaraïques, depuis leur point de départ dans l'anse intestinale malade jusqu'à
leur embouchure dans le tronc, il est facile de voir que ces veines
sont oblitérées dans toute leur étendue par une thrombose généralisée : celle-ci se retrouve dans toute la longueur de l'intestin,
aussi bien dans les parties saines que dans les autres.

Il en est de même de la veine splénique et de toutes ses
branches ; la rate incisée montre son parenchyme comme lardé

par les caillots noirs concrets qui remplissent les rameaux veineux dans tout leur parcours, de même la paroi gastrique est parcourue par de nombreuses veines, transformées par la coagulation de leur contenu en cordons pleins, saillants et flexueux ; en revanche les artères, disons-le en passant, sont parfaitement saines, perméables et souples, aussi bien celles de l'intestin que des autres organes abdominaux.

C'est dans le tronc de la veine porte que la thrombose apparaît plus accentuée : le caillot fibrineux qui la distend la transforme en un cylindre rigide, dont la coupe transversale pratiquée au niveau du foie, ressemble à une tranche de saucisse ; ce caillot d'un gris rosé de consistance ferme et élastique est manifestement plus ancien que ceux des veines mésaraïque et splénique ; il adhère fortement à la paroi veineuse qui offre les lésions caractéristiques de la phlébite adhésive.

La thrombose ne se prolonge pas, du reste, dans les divisions intra-hépatiques de la veine porte ; celles-ci sont affaissées et vides ; le foie tout entier paraît diminué de volume ; son parenchyme de couleur gris jaunâtre est flasque et flétri ; il ne présente du reste ni cirrhose ni aucune autre altération pathologique ; la vésicule et les voies biliaires sont saines et perméables.

La rate, bien que ses veines efférentes soient oblitérées, n'est pas sensiblement augmentée de volume ; sa capsule est saine, non épaissie, son parenchyme est dense et comme carnifié, sans sclérose véritable.

Les reins, de dimensions normales, présentent à la coupe une substance corticale pâle et un peu jaunâtre, mais pas d'autres altérations ; la capsule se détache facilement ; les voies urinaires sont normales.

Il n'y a rien à noter du côté des autres organes abdominaux.

La sérosité péritonéale, recueillie aseptiquement vingt heures après la mort et ensemencée sur les milieux de cultures usuels, est restée stérile.

Il en a été de même pour des cultures faites avec du sang du cœur recueilli dans les mêmes conditions que la sérosité péritonéale.

Les organes thoraciques sont remarquablement sains, les poumons souples et dépourvus d'adhérences, le cœur un peu chargé de graisse ; il y a quelques plaques d'athérome peu accentuées au niveau du sinus mitro-aortique et de la première portion de la crosse.

Examen histologique. — Durcissement liquide de Müller ; colorants, hématoxyline et éosine, hématoxyline et picrocarmin.

Intestin grêle. —La matière colorante est inégalement répartie : la couche musculaire est beaucoup plus colorée que le reste de la préparation. La plus grande partie des villosités n'existe plus. Celles qui subsistent sont déformées et se présentent avec l'aspect d'une masse amorphe contenant des globules sanguins.

L'épithélium des culs-de-sac de Lieberkulm est détruit et la matière colorante ne se fixe que sur des débris nucléaires. Par endroits la préparation est grisâtre, non colorée ; à ce niveau la nécrose des tissus est complète.

La sous-muqueuse est considérablement augmentée de volume. Les vaisseaux sont très dilatés. Ils sont remplis de fibrine contenant des globules rouges et blancs. Quelques veines très rares sont saines ou peu altérées ; toutes les autres sont thrombosées.

Des infiltrations sanguines existent irrégulièrement placées dans le tissu conjonctif.

Le mésentère est considérablement augmenté de volume. On constate au niveau de toutes les veines des lésions de thrombophlébite récente.

On constate en outre entre les faisceaux conjonctifs des infiltrats sanguins assez abondants.

OBSERVATION II

Accouchement prématuré. — Thrombo-phlébite mésaraïque.

(Communiquée par MM. MAYGRIER et LETUILE).

La femme B..., âgée de 37 ans, multipare, entre à la Maternité de Lariboisière le 16 mai 1897, à 5 heures du soir, étant en travail.

On constate une grossesse de 6 mois environ. Le col a une dilatation de 2 francs, et le doigt arrive sur un siège. L'auscultation est négative. L'urine contient une grande quantité d'albumine.

Deux heures après son entrée, la parturiente expulse un fœtus mort et macéré, du poids de 700 grammes. Délivrance normale ; pas d'hémorragie. Noyaux hémorragiques dans le placenta.

Ce n'est pas la première fois que cette femme accouche prématurément. Sur 7 grossesses antérieures, deux se sont terminées par la naissance d'enfants morts et macérés. Lors de sa dernière grossesse, elle fut déjà albuminurique ; soumise au régime lacté exclusif, elle accoucha à peu près à terme d'un enfant vivant, qui succomba à 1 mois et demi.

Au 11ᵉ jour de ses suites de couches, elle fut prise de phlegmatia alba dolens du membre inférieur gauche, dont elle ne guérit qu'au bout de plusieurs mois.

Pendant le cours de la grossesse actuelle, la malade, bien que albuminurique et le sachant, n'a pas observé le régime lacté.

Les premiers jours qui suivent l'accouchement sont assez bons. Mais à partir du 7ᵉ jour (23 mai), la femme est prise d'un malaise général : perte de l'appétit, soif vive, constipation opiniâtre, vomissements.

En même temps, l'albuminurie qui avait presque disparu, augmente.

Cet état dure ainsi jusqu'au 28, époque à laquelle il s'aggrave tout d'un coup. Ce jour-là, on trouve la malade pâle, le facies grippé, les lèvres violacées, le nez effilé, le corps inondé d'une sueur froide. Le pouls à peine perceptible est à 160.

Le ventre est ballonné et très douloureux à la pression.

Les vomissements sont plus fréquents ; l'urine est rare et très chargée d'albumine.

La situation va en s'aggravant vers le soir ; la nuit se passe sans sommeil. Le 29 au matin, a lieu une hémorragie intestinale, caractérisée par une garde-robe fortement chargée de sang. La malade s'affaiblit de plus en plus. Elle se refroidit, et succombe

vers midi avec des phénomènes analogues à ceux d'une péritonité aiguë par perforation, sans avoir eu, à aucun moment,
d'élévation de température.

Autopsie. — Péritonite, évidente surtout dans la fosse
iliaque gauche, où existent quelques fausses membranes. Nombreuses arborisations vasculaires ; léger épanchement séro-sanguinolent. Pas de pus.

L'intestin est très tuméfié, à partir de 5o centimètres du duodénum, et sur une étendue de $1^m,5o$ environ. Sa surface, fortement injectée, est d'un rouge brun sombre ; on est frappé de la
dilatation énorme que présentent toutes les veines du mésentère.

A la coupe, la paroi intestinale est très épaisse, et l'on constate à l'œil nu la présence de coagulations fibrineuses oblitérant
la lumière des ramifications de la veine mésaraïque correspondante.

La muqueuse est rouge foncé, recouverte, par place, de sang :
nulle part, on n'aperçoit trace d'ulcérations ou de perforation.

Les autres viscères ne présentent pas d'altérations bien évidentes macroscopiquement.

Le foie est gros et graisseux.

Les reins, un peu blanchâtres, ne sont pas modifiés dans leur
volume ; ils se laissent décortiquer facilement. A l'œil nu, ils paraissent peu altérés.

Estomac, rate, pancréas, normaux.

Rien du côté de l'utérus et des annexes.

Le cœur est normal. Les poumons sont sains, sauf le droit dont
le sommet présente quelques rares tubercules ; l'un d'eux atteint
le volume d'un grain de mil.

L'examen microscopique a porté sur les anses intestinales
thrombosées. Une coupe passant perpendiculairement à l'axe de
la lumière intestinale et embrassant la portion correspondante du
mésentère montre, tout d'abord, une tuméfaction considérable
de la totalité des parois.

Toutes les couches de l'intestin sont si infiltrées de sang que la coupe paraît, dans son ensemble, encore colorée en jaune brun, quand on l'examine à l'œil nu, par transparence. La cavité intestinale est remplie de sang et d'éléments cellulaires.

A un faible grossissement, la lésion qui prédomine, et que l'on rencontre sur tous les points de la coupe consiste en une énorme dilatation des vaisseaux sanguins. Les veinules, les capillaires les plus ténus sont transformés en vastes lacs gorgés de globules rouges, avec, en certains points, un assez grand nombre de globules blancs. De place en place, surtout au niveau des couches musculeuses, dissociées comme nous allons dire, et dans la zone marginale du repli mésentérique, apparaissent quelques coupes de veines plus volumineuses munies d'une couche musculaire importante, et oblitérées par un caillot sanguin déjà ancien.

Ces ilots de trombo-phlébite mésaraïque se poursuivent dans l'épaisseur du mésentère et occupent les ramifications les plus grosses de la veine mésaraïque. On peut dire que toute coupe de veine logée au milieu de la graisse mésentérique est atteinte de thrombo-phlébite. Mais cette lésion n'est pas toujours complètement oblitérante, tant s'en faut : un grand nombre de rameaux veineux secondaires ne sont que partiellement atteints. Il est intéressant de noter, par comparaison, l'intégrité relative, mais presque constante cependant, des veines simplement distendues, mais non oblitérées, de la sous-muqueuse et de la muqueuse elle-même.

Même à ce faible grossissement (Stiassnie-Verik ocul. 6, obj. 4), on remarque déjà la réplétion inflammatoire d'une foule d'espaces interstitiels par des cellules migratrices diapédésées, principalement au voisinage des veines thrombosées.

A un plus fort grossissement, les détails se caractérisent mieux encore, et l'on peut constater l'état des parties. Tout d'abord, la muqueuse n'est, en aucun des points examinés, le siège de la moindre ulcération : tuméfiée, ayant perdu, peut être uniquement par suite des lésions cadavériques, la totalité de son revêtement épithélial cylindrique, elle montre ses glandes à peu près normales, quoique élargies ; leur épithélium cylindrique n'est pas plus desquamé que pour la plupart des examens microscopiques effectués après l'heure légale des autopsies. La gangue interstitielle est extrêmement élargie, par dilatation excessive des vaisseaux veineux et des capillairee du chorion ; toutefois la diapédèse des globules blancs ne s'est pas faite, ici, d'une manière accusée, et il est facile d'y constater l'absence de lésions inflammatoires proprement dites. Ces follicules lymphatiques, isolés ou agminés, sont peut-être un peu irrités, en ce que leurs limites paraissent moins nettes, moins précises qu'à l'état normal, mais cette apparence tient, en grande partie, à la surdistension des capillaires interstitiels des îlots réticulés qui composent les follicules.

Aucune trace de fibrine épanchée au milieu de la sérosité pâle qui baigne toutes les parties constitutives de la muqueuse ; pas trace de phlébite proprement dite dans cette couche ; les artères sont saines et plutôt affaissées.

La muscularis-mucosæ, qui sépare normalement la muqueuse de la sous-muqueuse, est, dans ce cas, remarquable par son épaisseur et par l'aspect sinueux des faisceaux musculaires qui la délimitent. Cet épaississement anormal est dû d'une part à l'œdème généralisé des couches de l'intestin, et de l'autre à l'invraisemblable distension des vaisseaux capillaires et des vaisseaux lymphatiques de la sous-muqueuse. Individuellement, en effet, les fibres musculaires de la muscularis-mucosæ sont saines, normales en tous points.

La sous-muqueuse a pris des proportions extraordinaires. Ses espaces interstitiels son transformés en immenses lacs sanguins. Les globules rouges ne sont plus, comme plus haut, retenus à l'intérieur des vaisseaux dilatés ; en outre, ils ont transsudé partout. Aussi, l'aspect des parties est-il vraiment curieux, les éléments fondamentaux de la couche sous-muqueuse paraissant comme disséqués, flottants, au milieu de vastes clairières uniquement occupés par des millions de globules rouges tassés les uns contre les autres. Très peu de fibrine épanchée, d'ailleurs, en même temps que les globules rouges, et un petit nombre seulement de globules blancs les accompagnent.

Les veines, les capillaires sanguins sont surdistendus ; quelquques-unes des veinules sont partiellement thrombosées ; encore les caillots qui occupent la lumière de ces vaisseaux ne paraissent-ils pas adhérer fortement à la paroi, plusieurs même semblent tout à fait récents, car ils flottent littéralement au milieu des globules blancs et rouges accumulés.

Au niveau des couches musculeuses, l'intestin change d'aspect. La même ectasie générale des vaisseaux sanguins s'y observe, la même infiltration des espaces par le sang transsudé, mais à peine coagulé, s'y reconnaît ; mais, en plus, les lésions inflammatoires commencent à s'y développer, principalement au niveau de la couche musculeuse externe. Les faisceaux musculaires sont, pour ainsi dire, amputés par suite de la distension énorme des espaces péri-musculaires et des veinules importantes qui traversent ces couches. Autour de la plupart de ces veinules, les leucocytes se sont accumulés et fusent assez largement, non seulement dans les espaces interstitiels et péri-musculaires, mais encore, semble-t-il, dans les couches constitutives des veines elles-mêmes.

L'endophlébite existe, au moins partielle, sur la plupart des grosses veinules de la région. Elle se caractérise par la tuméfaction de la couche sous-endoveineuse et par la formation à sa surface d'un caillot inflammatoire, fibrino-leucocytique, dense, et lui adhérant intimement.

L'épaisseur de ce caillot thrombo-phlébitique est des plus variables ; d'ordinaire, elle est grande et souvent elle arrive à combler presque complètement la lumière vasculaire.

Les rameaux chylifères de la même région sont distendus par la lymphe imflammatoire, mêlée à des globules rouges, et se reconnaissent à leurs dimensions et à la minceur de leur paroi.

La couche sous-péritonéale est gorgée de sang et de globules blancs, les veines y sont énormes, presque toutes thrombosées et entourées d'une zone marginale hyperdiapédétique très large, et diffusant au loin.

Mais c'est surtout au niveau du mésentère que ces lésions sont le plus marquées. Là, toutes les veines, et les plus grosses en particulier, sont thrombosées. Les caillots qui oblitèrent les vaisseaux sont pleins, secs et cassants, manifestement inflammatoires, car ils sont gorgés de cellules lymphatiques.

Les parois des grosses veines sont tuméfiées et infiltrées d'éléments inflammatoires.

En aucun point cependant on ne trouve trace de foyers de suppuration. Tous les espaces interstitiels, tous les pelotons adipeux du mésentère sont remplis de globules rouges et de globules blancs entremêlés dans des proportions variables.

Enfin, à la surface du péritoine aussi bien sur le mésentère que sur l'anse intestinale proprement dite, on trouve un exsudat fibrino-leucocytique, révélant la péritonite aiguë récente.

OBSERVATION III (inédite)

Due à l'obligeance de notre maître M. le Pr agrégé TEISSIER.

Obésité. — Phlébite du membre inférieur gauche. — Obstruction intestinale aiguë par hémorragie intra-pariétale au niveau du jéjunum : trombose des branches de la grande mésaraïque ; laparotomie, mort.

X..., 52 ans, entre à l'hôpital de la Charité, salle Corvisart, en juin 1892, pour accidents graves survenus depuis peu que l'interrogatoire et l'examen permettent de déterminer, non sans difficulté.

X..., doué d'une obésité considérable, a été immobilisé au lit depuis plus d'un mois pour une phlébite du membre inférieur gauche, survenue sans raison appréciable, très douloureuse et suivie d'un œdème des plus marqués.

Trois jours avant son entrée dans le service, et alors que les phénomènes relevant de la phlébite étaient en voie d'amélioration marquée, il fut pris de ballonnement abdominal, de tension douloureuse dans tout l'abdomen, de constipation. La veille, la situation s'est aggravée brusquement : il est survenu des vomissements alimentaires rapidement verdâtres ; l'émission des gaz paraît également supprimée.

Lors de notre interrogatoire rendu difficile par l'état de torpeur du malade, les vomissements se reproduisent incessants ; ils sont porracés et ont une odeur fécaloïde assez prononcée. La palpation de l'abdomen est douloureuse d'une façon générale ; il est impossible, en raison de l'épaisseur même de la paroi, de déterminer la cause de l'obstruction ou de l'occlusion intestinale supposée. A la percussion, on note de la submatité dans toute l'étendue.

Un peu d'œdème persiste au niveau du membre inférieur atteint de phlébite.

En présence de la gravité de la situation, il est fait appel au chirurgien. Le Dr Delbet, suppléant le Pr Duplay, vient voir le malade et décide l'urgence d'une intervention.

Le malade est transporté à la salle d'opération ; la laparotomie est faite. La paroi abdominale considérablement épaissie par la graisse rend l'intervention et la recherche de l'anse intestinale particulièrement difficiles. Le Dr Delbet constate un épaississement assez étendu de la paroi de l'intestin grêle, par une sorte d'infiltration qu'il est difficile de déterminer, mais qui paraît faire suite à une tumeur très volumineuse, très profondément située et adhérente à la paroi postérieure de l'abdomen. Il n'y a pas d'ascite appréciable. On suppose l'existence d'un cancer. Une entéro-anastomose est pratiquée.

Après l'opération, les vomissements cessent, les douleurs se sont atténuées, le malade est moins abattu, mais, dans la soirée, sans complication nouvelle, la mort survient.

L'autopsie est faite 24 heures après. Le cadavre est en état de décomposition assez avancée.

Par la plaie chirurgicale dont quelques ligatures ont été rompues par la distension abdominale, s'écoule un peu de liquide séro-sanguinolent fétide. La paroi abdominale presque uniquement composée de graisse mesure 12 centimètres environ d'épaisseur.

Pas de liquide dans le péritoine. Le péritoine viscéral est légèrement dépoli en certains points du trajet de l'intestin grêle, sans inflammation bien marquée. Il n'y a pas de tumeur, mais le mésentère considérablement augmenté de volume dans toute son étendue, par suite d'infiltration graisseuse, donne absolument la sensation d'une tumeur. Il mesure à son insertion vertébrale 15 centimètres et à son insertion intestinale de 5 à 6 centimètres, les vaisseaux mésentériques ne sont pas perceptibles.

L'intestin est détaché ; à la coupe du mésentère, les branches de la grande veine mésaraïque sont fortement distendues et complètement obstruées par des caillots ; plusieurs des branches veineuses sont incisées, le caillot ne paraît pas adhérent et il n'existe pas, sur les points examinés tout au moins, de lésions permettant d'affirmer l'existence d'une altération pariétale de la veine.

Dans le tiers supérieur de l'intestin grêle, au niveau du jéjunum existe une diminution notable du calibre de l'intestin déterminée par l'épaississement de la paroi intestinale, indurée et d'un rouge livide sur une étendue de 37 centimètres environ.

Cet épaississement et la diminution de calibre qui en résulte commencent et se terminent brusquement.

A première vue, il est possible d'admettre l'existence d'une hémorragie intrapariétale.

A la coupe, cette hypertrophie de la paroi paraît intéresser surtout la tunique muqueuse que l'on peut assez facilement détacher de la musculeuse infiltrée de sang comme d'ailleurs la tunique celluleuse. Les valvules conniventes sont très augmentées dans leurs dimensions et complètement remplies de sang coagulé. Elles ont une hauteur de 8 à 10 millimètres et en certains points une épaisseur de 4 à 5 millimètres.

Toute la paroi mesure 1 centimètre en certains points, surtout au niveau de l'insertion mésentérique ; le calibre de l'intestin à sa surface interne est de 4 centimètres à 4 centimètres et demi ; celle-ci est recouverte d'une certaine quantité de mucus sanguinolent. Il y a pas de matières fécales.

L'entéro-anastomose est intacte.

Pas de thrombose ni des veines iliaques ni de la veine cave inférieure.

Le foie est un peu gros, congestionné ; la rate normale en apparence. Les poumons présentent un certain degré de congestion hypostatique.

Pas de lésions cardio-vasculaires ; il existe seulement un peu d'hypertrophie ventriculaire gauche. Quelques petites taches d'athérome au niveau de l'aorte (crosse, naissance des artères intercostales).

Les reins sont sans lésions ; la substance corticale paraît seulement un peu diminuée de volume.

Conclusions. — L'enchaînement des accidents nous paraît très explicable.

L'obstruction intestinale a été nettement déterminée par l'apoplexie et la paralysie de l'intestin grêle produites par l'hémorragie survenue dans sa paroi sous l'influence de la thrombose de la grande veine mésaraïque.

Cette thrombose a été considérablement facilitée par la gêne de la circulation profonde due en partie à l'obésité que nous avons signalée, en partie à l'immobilisation prolongée à laquelle le malade a dû se soumettre de par sa phlébite préexistante.

OBSERVATION IV

A. Péron et Beaussenat. — *Bulletins de la Société anatomique,*
juillet, 1894.

Louis B..., 48 ans, journalier, entre le 4 juin dans le service du Dr Letulle, à l'hôpital Saint-Antoine.

Rien d'intéressant à noter dans ses antécédents héréditaires.

Quant à ses antécédents personnels il affirme avoir toujours joui d'une bonne santé. Il a passé 2 ans en Cochinchine en 1867 et 1868. Il n'a contracté ni fièvres intermittentes, ni dysenterie. Il est franchement alcoolique. C'est d'ailleurs dans la colonie qu'il a commencé à boire de l'absinthe de riz et il n'aurait jamais eu la syphilis.

Depuis longtemps déjà il a les manifestations classiques de l'éthylisme, cauchemars et crampes la nuit ; pituite le matin au réveil, tremblements, etc., l'appétit diminue. Bourrelet hémorroïdaire depuis longtemps.

Il est tombé malade vers le 20 mai. Il eut à ce moment, à la suite d'un accès de boisson, quatre à cinq jours de malaise. Il vomissait, se plaignait de la tête. Il reprit cependant son travail pendant une huitaine de jours. Mais le 1er juin il recommença à vomir, en même temps survinrent de violentes douleurs dans les reins et l'abdomen. Il vient à l'hôpital 4 jours après.

4 juin. — Le teint du malade est jaune terreux ; les traits sont fatigués, les yeux excavés ; les conjonctives et les muqueuses sont extrêmement pâles ; cependant B... a conservé un certain embonpoint. Pas d'œdèmes.

La langue est couverte d'un enduit blanchâtre.

L'appétit est nul, le malade vomit d'ailleurs par petites fois assez irrégulièrement le lait qu'il prend.

Le ventre n'est pas météorisé ; mais il est douloureux, contracté, et son exploration devient par suite difficile.

Le maximum de la douleur siège ce soir dans la fosse iliaque droite avec irradiation dans le bassin et les lombes. Selles régulières dans la matinée.

Pouls calme, 70 à 80 pulsations à la minute. T. 38°,4. Tous les autres grands appareils sont sains ; ni sucre, ni albumine dans les urines.

On songe à une appendicite, 0gr,10 d'extrait thébaïque, glace sur le ventre et à l'intérieur.

Le malade souffre moins du ventre, mais les douleurs de reins l'ont empêché de dormir. T. 37°,6. Le diagnostic d'appendicite est rejeté.

Dans les jours qui suivent la température rectale est à 37°
matin et soir, le malade vomit moins; il va assez régulièrement
à la selle, il rend un peu de sang par ses hémorroïdes externes.

Le 8 juin, le ventre ne se ballonne pas, il est un peu moins
sensible, mais le malade se plaint de douleurs atroces persistantes
dans les reins, qui lui ôtent tout repos. C'est une sorte de barre
dans les reins; le mouvement, la pression n'exagèrent nullement
cette douleur qui est profonde. Les ventouses scarifiées ne le
calment pas; on doit lui faire des injections sous-cutanées de
morphine. L'examen répété à plusieurs reprises des régions lombaires, de l'urine, reste d'ailleurs négatif.

L'état général devient cependant de plus en plus mauvais.
B... s'alimente à peine; il reste une partie de la journée assis sur
son lit en criant ses reins.

Dans la nuit du 9 au 10 juin, il est pris d'une sensation de
déchirement dans l'abdomen, les vomissements reparaissent.

Le 10 au matin, le facies est peu tonitique, le pouls fréquent
et très petit, le ventre très légèrement météorisé ne supporte pas
la pression superficielle, les extrémités sont froides. La mort
paraît imminente. Opium. Glace. T. R. 37°,4; 37°,6.

Le 11 juin au matin, le malade est dans un état pitoyable. Le
pouls est incomptable. Néanmoins M. Monod veut bien tenter
une laparotomie. On croit à une appendicite avec péritonite sur-
aiguë.

L'abdomen est ouvert sans anesthésie sur la ligne médiane; il
s'écoule à l'ouverture du ventre 1 litre à 1 litre et demi de liquide
citrin qui vient du petit bassin (ce liquide faisait saillie dans le
ventre avant l'opération sous forme d'une tumeur globuleuse
qu'on avait prise tout d'abord pour la vessie. Mais le cathété-
risme n'avait ramené que quelques gouttes d'urine).

Le cæcum et l'appendice sont sains. Pas de fausses membranes sur les anses intestinales visibles qui sont distendues.

On songe alors à un étranglement par un agent quelconque et
M. Monod explore l'intestin. Pour cela anesthésie à l'éther. En
cherchant alors au milieu des anses intestinales qui sont toutes à

peu près également distendues, M. Monod tombe sur une partie
du jéjunum d'un bleu noirâtre qui rappelle l'intestin d'une hernie
étranglée; cette anse est située dans le flanc gauche. A sa surface
existent quelques très minces fausses membranes et dans les replis des circonvolutions une petite quantité de liquide louche
qu'on recueille dans une pipette.

Quand l'anse intestinale est déroulée on ne constate ni torsion,
ni agent d'étranglement, ni perforation. Pas de brides dans le
péritoine. On songe alors à une thrombose artérielle.

M. Monod pratique avec la pointe du bistouri quelques
ponctions dans la paroi intestinale sans entrer dans la cavité. Il
ne s'écoule pas une goutte de sang. Le pouls est devenu imperceptible; l'abdomen est refermé; le malade meurt deux heures
après.

Le liquide recueilli au niveau de l'anse malade dans une pipette stérilisée est examiné sur lamelles et ensemencé.

Les cultures sur gélose, bouillon et gélatine sont restées sté-
riles.

L'examen direct a montré de nombreuses formes de leucocytes de toutes espèces, polynucléaires, macrophylles et pas une
forme bactérienne.

Autopsie pratiquée 23 heures après la mort.

L'abdomen est ouvert par une incision cruciforme. Les anses
intestinales sont distendues. Celles qui ont été touchées pendant
l'opération et qui avoisinent l'anse malade sont rouges, le péritoine est dépoli et de fausses membranes très minces les agglu-
tinent légèrement. Cette lésion péritonéale se trouve limitée à la
région de l'ombilic et du flanc gauche. Le reste de l'intestin
grêle et du gros intestin est sain. La partie de l'intestin grêle,
située en amont de l'anse malade, est notablement plus volumineuse que l'anse située en aval. Dans l'excavation pelvienne 2 à
3oo grammes d'un liquide roussâtre un peu louche. L'épiploon
flotte librement dans la cavité abdominale. Il est parfaitement
sain.

L'exploration du péritoine au niveau de l'anse intestinale

noirâtre ne montre pas d'adhérences ni de brides ; on peut d'ailleurs constater nettement — constatation déjà faite pendant l'opération — qu'il n'y a pas de sillon d'étranglement, mais que l'apparence brunâtre de l'intestin se retrouve aux deux extrémités du bout malade sous forme de placards bruns noirâtres, plus ou moins larges, irrégulièrement disséminés sur une centaine de centimètres en haut et en bas de l'anse lésée.

L'intestin est enlevé le premier et ouvert dans toute sa longueur avec l'estomac et l'œsophage. Pas de sang dans sa cavité. Le rectum est sain. Le gros intestin, le cæcum, son appendice, le jéjunum, le duodénum, l'estomac ne présentent pas de traces d'ulcérations.

Seule l'anse intestinale malade est lésée sur une longueur de 5o centimètres. Elle est épaissie, a une teinte brun noirâtre.

Les lésions commencent à 9o centimètres au-dessous de l'angle duodéno-jéjunal.

La muqueuse est dépolie, comme usée. Les replis muqueux sont très abaissés, ils font à peine saillie sur la muqueuse, et leur affaiblissement contraste avec l'élévation des valvules conniventes voisines.

Tout le mésentère est épaissi, en quelque sorte œdémateux et infiltré. La dissection des vaisseaux qui se rendent à l'anse malade montre que les veines sont thrombosées. Ce thrombus est rouge violacé, il paraît récent. Les autres sont au contraire parfaitement souples et leur conduit est béant.

La petite mésaraïque forme dans le mésorectum un cordon épais également thrombosé. L'artère correspondante est indemne.

Ces thromboses généralisées des veines de l'intestin grêle et du gros intestin paraissent récentes, autant qu'on en peut juger d'après l'aspect rougeâtre et l'absence d'adhérences des caillots à la paroi veineuse.

Le tronc de la grande veine mésaraïque est comme injecté et distendu par un gros caillot rougeâtre dont le centre est ramolli et pulpeux.

Au-dessous du caillot la paroi veineuse paraît lisse. En suivant la grande veine mésaraïque on arrive au tronc porte également oblitéré.

La veine splénique apparaît sur le bord supérieur du pancréas comme un bourrelet blanc et dur.

Sa paroi est épaissie. Le caillot qui la remplit et qui se poursuit dans toutes les branches présente trois parties : une partie centrale jaune liquéfiée, une partie blanchâtre moyenne ; la zone la plus externe est rougeâtre, adhérente à l'endoveine.

Près de sa terminaison la petite mésaraïque est bouchée par un caillot rouge récent.

La rate est énorme, globuleuse, fluctuante. Elle a environ 20 centimètres de hauteur sur 16 de largeur et 14 d'épaisseur. Quelques plaques de périsplénite sur son extrémité supérieure. A la coupe de la partie fluctuante 200 à 300 grammes de liquide rougeâtre jaillissent du parenchyme. Celui-ci est en quelque sorte déchiqueté, creusé par une large excavation dans laquelle flottent des lambeaux de pulpe splénique ; l'extrémité périphérique de ces lambeaux ne répond pas immédiatement à la capsule de l'organe ; au-dessous d'elle on retrouve toujours une lame de parenchyme splénique d'une épaisseur peu variable de un demi à 1 centimètre.

Nulle part sa cavité n'est en contact avec la capsule. C'est donc une sorte de désagrégation centrale de la rate. A la partie supérieure de l'organe la coupe macroscopique montre plusieurs masses jaunâtres de forme cubique, rectangulaire sur les coupes. Il n'y a pas de dépression de la capsule à leur niveau. Ces masses assez fermes tranchent sur un fond de parenchyme splénique d'apparence normale.

Leurs dimensions sont un peu inégales ; elles mesurent en moyenne dans leur grand diamètre 3 à 4 centimètres.

Au hile de l'organe on trouve une oblitération de la veine splénique et de ses branches, identique à celle que nous avons déjà décrite au niveau de la racine du tronc porte.

De plus, l'artère est trombosée ; sur un centimètre environ, le tissu du vaisseau est bouché par un caillot rougeâtre.

Les deux divisions qui en partent sont également oblitérées.

Le tronc de l'artère splénique ouvert dans toute son étendue jusqu'à l'aorte abdominale ne montre pas traces de lésions athéromateuses.

L'aorte d'ailleurs est absolument saine ; sauf dans la région de la crosse où l'on trouve quelques petites plaques de dégénérescence graisseuse du volume d'une lentille.

Toutes les grosses branches qui en partent, tronc cœliaque, artères rénales, artères lombaires, mésentérique inférieure, mésentérique supérieure sont intactes.

Le tronc porte est épais. Il donne la sensation d'une veine injectée incomplètement à la gélatine.

A son extrémité supérieure vient se jeter un paquet veineux émanant des veines cystiques qui forment une sorte de plexus veineux thombosé. Nulle part le tronc du vaisseau n'est comprimé. Le pancréas est sain, à part quelques veines qui présentent des coagulations récentes dans l'intérieur de la glande ; la vésicule biliaire, le hile du foie sont intacts, pas de ganglions, pas de tumeurs quelconques sur le trajet du vaisseau.

Une coupe du tronc porte montre nettement un affaiblissement marqué de la paroi qui est blanchâtre fibreuse et dans sa cavité un caillot rougeâtre, irrégulier, se détachant assez facilement de la paroi interne de la veine. Ce caillot présente dans son intérieur quelques excavations dans lesquelles on trouve un liquide sanguinolent, non purulent.

Ces lésions se poursuivent dans le hile du foie où l'altération des parois veineuses paraît considérable.

Une grosse branche de division du sinus droit a une épaisseur qui rappelle l'artère fémorale ; elle est d'ailleurs largement béante sur la coupe et son centre présente un caillot mou, effrité, jaunâtre.

Les coupes pratiquées dans le foie montrent que dans le lobe gauche les petites divisions de la veine porte ne sont pas oblitérées.

A droite, au contraire, on retrouve sur les coupes assez irrégulièrement distribuées d'ailleurs, des veines portes à parois épaissies, béantes, dans la cavité desquelles se trouvent logés des caillots.

L'aspect général du foie est conservé. Nulle part on ne trouve d'exagération du tissu conjonctif dans la glande, si ce n'est au pourtour des premiers grands espaces portes. Le parenchyme se coupe facilement ; la surface de coupe est presque sèche ; la couleur est d'un gris brunâtre.

La vésicule biliaire contient une bile verte sans calculs.

L'embouchure des veines sus-hépatiques dans la veine cave -inférieure, le tronc de la veine cave inférieure elle-même, suivi -depuis les veines iliaques jusque dans l'oreillette droite, ne présentent rien à noter.

Les reins pèsent : le gauche 160 grammes,
le droit   180   —

Leur substance corticale est un peu diminuée surtout à droite. Elle paraît grisâtre sur la coupe.

Les capsules surrénales s'enlèvent facilement. Elles sont saines.

Tout autour de la capsule adipeuse on rencontre de petites veinules injectées d'un caillot cruorique récent (système portes accessoires).

Le *cœur* pèse 370 grammes. Tous ses orifices sont sains. Nulle part il n'y a de lésions pouvant expliquer l'oblitération embolique de l'artère splénique.

Le poumon gauche est adhérent dans toute son étendue. Il est sur une coupe congestionné, lourd (770 grammes), carnifié. Pas de tubercule à l'œil nu.

Le poumon droit (650 grammes) a son lobe inférieur noirâtre, congestionné ; son lobe supérieur est emphysémateux. Péricarde sain.

Examen histologique. — Durcissement. Liquide de Müller. Inclusion dans la celloïdine. Colorants. Picrocarmin de Orth. Hématoxyline et éosine, hématoxyline et picrocarmin de Ranvier.

Intestin grêle *lésé*. — A un faible grossissement, on voit que la matière colorante des noyaux est fixée presque uniquemeut sur la couche musculaire et sur le péritoine. Les villosités, les glandes, les valvules conniventes, le tissu sous-muqueux ont une coloration rose pâle (hématoxyline et éosine). Presque toutes les villosités sont tombées. Celles qui restent adhérentes montrent à un fort grossissement quelques très rares noyaux allongés dans l'axe de l'organe, mal colorés. De petits corps arrondis, globules sanguins en voie de destruction, sont disséminés dans la masse amorphe, indistincte, qui représente la villosité. Les culs-de-sac des glandes de Lieberkulm ont par places une légère teinte ardoisée; mais à un fort grossissement aucun noyau n'est nettement visible dans leur intérieur. L'hématoxyline s'est fixée sur des débris nucléaires venant de l'épithélium qui est détruit par places.

La sous-muqueuse est énorme, triple de la normale. D'énormes vaisseaux dilatés remplis de globules rouges et de leucocytes logés dans des mailles fibrineuses contribuent pour une part à cette augmentation d'épaisseur.

D'autre part, quelques infiltrations sanguines se sont faites assez irrégulièrement dans le tissu conjonctif. Ces infiltrations ont clivé les faisceaux de fibres lisses dont la coloration bleue alterne à un faible grossissement, avec les bandes roses formées par les globules rouges.

Tous les vaisseaux de la sous-muqueuse ne sont pas également thrombosés; un certain nombre, la minorité il est vrai, apparaît sur les coupes, sous forme d'anneaux dans lesquels on retrouve à un fort grossissement la charpente vasculaire; mais les autres éléments sont morts.

La lumière est occupée par une masse légèrement granuleuse dans laquelle on ne retrouve pas de globules rouges nets.

Il y a d'ailleurs des intermédiaires entre les vaisseaux nettement thrombosés et ces derniers.

Parmi les vaisseaux de la sous-muqueuse qui présentent des caillots dans leur intérieur, il y a des veines en majorité, mais il y a aussi manifestement des artérioles qui sont le siège de thrombus.

On les reconnaît à l'abondance de fibres lisses, à leur distribution régulière, par endroits à la présence de la membrane élastique interne ; il est facile de les suivre dans le bout du mésentère qui adhère à l'intestin. On les retrouve d'ailleurs très nettement sur les coupes d'un fragment du mésentère détaché près de l'insertion intestinale.

La thrombose artérielle paraît contemporaine de la thrombose veineuse.

Il y a plus de globules blancs dans le caillot artériel, mais le fait s'explique, croyons-nous, par la persistance du courant sanguin dans l'artériole.

Il y a enfin dans la sous-muqueuse des amas de leucocytes polynucléaires, ces amas sont rares. Sur une coupe de la moitié de l'intestin on n'en voit qu'un seul. Il est visible à l'œil nu sur la coupe colorée et montée, sa coloration bleue tranche nettement sur 2 à 3 millimètres d'étendue. Au microscope cet amas se trouve logé dans la profondeur de la sous-muqueuse.

Les noyaux des fibres lisses sont colorés presque partout, sauf au point d'insertion du mésentère où le muscle a subi une nécrose presque complète.

La tunique péritonéale de l'intestin présente les lésions classiques de la péritonite aiguë.

Coupe d'un fragment de mésentère, pris à l'insertion de l'intestin. — Les veines présentent *toutes* les lésions de la thrombophlébite récente.

L'endoveine est un peu gonflée, mais il n'y a pas encore de bourgeons envahissant la périphérie du caillot.

Bon nombre d'artérioles sont également thrombosées.

Mais à côté de celles-là il en est d'autres dont la paroi est affaissée et en partie rétractée sur quelques leucocytes mêlés à des débris fibrineux qui remplissent incomplètement la cavité vasculaire.

Il n'y a pas de globules rouges dans ces thrombus incomplets.

Il y a en outre dans le mésentère quelques infiltrats sanguins autour des faisceaux conjonctifs.

Coupe de l'intestin inclus dans la paraffine.

Coloration : bleu de Kuhne. Tanin au 1/10ᵉ (Nicole). Gram. Picrocarmin de Orth.

Les culs-de-sac glandulaires, la muqueuse, la sous-muqueuse, sont envahis par une riche flore microbienne.

Gros bacilles trapus, bactéries plus petites se décolorant par le Gram, gros microcoques cocci. Ces microbes, très abondants dans la muqueuse, diminuent dans les couches superficielles de la sous-muqueuse et font défaut dans les couches profondes.

Nous n'en avons pas trouvé dans les thrombi, ni dans l'amas de leucocytes.

Veine et artère splénique. — Rate. — Veine splénique. Caillot déjà ancien, en pleine organisation. Prolifération considérable de l'endoveine. Envahissement de près d'un tiers du caillot dans toute sa circonférence par des bourgeons vasculaires. Les néo-vaisseaux contiennent du sang circulant. Le centre du caillot très riche en leucocytes présente des globules rouges presque méconnaissables, la fibrine a subi la fonte granuleuse.

Le thrombus artériel des petites branches est plus récent. D'ailleurs à l'œil nu sur les coupes, le caillot veineux est jaunâtre, le caillot artériel rougeâtre.

Épaississement de l'artère, de très petits bourgeons invasculaires entourent légèrement la périphérie du caillot où les globules rouges se reconnaissent encore facilement.

Les blocs jaunâtres de la rate ont les caractères classiques de l'infarctus.

Tronc porte : caillot récent, endophlébite récente. Le caillot est incomplet.

Une coupe passant par l'embouchure de la veine splénique montre dans toute sa netteté la différence d'âge des caillots.

Dans les sinus, au contraire, et dans les branches qui les portent le caillot est en voie d'organisation ; le travail de prolifération conjonctive est à peu près aussi avancé que dans la veine splénique; les parois veineuses sont énormes et infiltrées de leu-cocytes, de même que le tissu conjonctif voisin.

Foie. — Peu de tissu conjonctif, pas de cirrhose.

L'orientation des travées cellulaires, la coloration des noyaux et du protoplasma des cellules se fait bien.

Les voies biliaires, l'artère hépatique sont indemnes.

Dans la plupart des espaces portes il y a une leucocytose assez marquée autour de la veine porte, celle-ci est dans beau-coup de points thrombosée, mais à la périphérie de certains lo-bules, les veines portes ont simplement leurs parois épaissies, sans qu'il y ait de caillots dans leur intérieur.

Le lobe gauche qui, à l'œil nu, paraissait sain est au micro-scope nettement envahi par places, moins que le lobe droit ce-pendant. Dans ce dernier presque toutes les veines portes sont thrombosées. Il y a même sur quelques coupes une ou plusieurs veines sus-hépatiques nettement thrombosées; leur caillot est d'ailleurs récent.

Observation V.

Chuquet. — *Bulletins de la Société anatomique*, février 1878.

Thrombose d'une des branches de la grande veine mésaraïque coïncidant avec une cirrhose atrophique chez un alcoolique. — Infiltration sanguine des parois de l'intestin grêle correspondant à la veine oblitérée, par Chuquet, interne des hôpitaux.

Paulety, 62 ans, coiffeur, entre à l'hôpital temporaire le 26 décembre 1876, salle Saint-André, passe en médecine le 27 dans le service de M. Rigal, salle Sainte-Anne, n° 5.

Plongé dans un semi-coma il répond d'une façon inconsciente aux questions qui lui sont posées, et il faut renoncer à tirer de lui aucun renseignement sur son état. Ceux qui l'ont apporté n'en ont guère donné de leur côté : on sait cependant que le malade est un ivrogne. L'examen complet des organes peut seul éclairer le diagnostic; voici ce qu'il révèle :

La face présente les signes d'une hébétude profonde, la sen-

.sibilité y est conservée. Les sclérotiques sont légèrement teintées de jaune et la face, comme du reste le tégument tout entier, présente la coloration subictérique. La langue est blanche.

Le membre supérieur droit est animé de trémulations ressemblant à celles de la paralysie agitante. Le repos ne les fait pas cesser et la main, malgré de légères oscillations, se porte directement vers les objets indiqués au malade. Le membre supérieur gauche ne présente aucun phénomène particulier.

Les membres inférieurs conservent leur sensibilité. A force d'excitations, on parvient à obtenir du malade qu'il les soulève au-dessus du lit ; il le fait sans trembler. On constate dans toute leur étendue un œdème assez notable ; cet œdème s'étend aux parois abdominales sur lesquelles le stéthoscope imprime une trace profonde par la pression ; il n'y a pas de circulation collatérale apparente.

La cavité abdominale renferme du liquide en assez faible quantité ; on le constate surtout par la percussion en faisant mettre le malade sur un des côtés. Le foie ne donne pas une matité à la percussion plus étendue que la normale. Pas de douleur hépatique. Pas de douleur au niveau des lombes. L'auscultation des poumons est tout à fait négative.

L'examen du cœur fait percevoir la pointe battant mollement en dessous et en dehors du point normal. La matité est légèrement augmentée.

Pas de frémissement cataire. A l'auscultation pas de souffle : les battements sont seulement faibles, tumultueux, très irréguliers.

Le pouls a la même irrégularité ; il est rapide, 110 à 120. De temps en temps on constate des pulsations avortées qui coïncident avec des faux pas du cœur.

La température axillaire est de 35°,8.

Les urines renferment du pigment biliaire en quantité notable, mais pas d'albumine.

Ajoutons que depuis son entrée, le malade présente de l'incontinence de l'urine et des matières fécales. Le diagnostic posé

par M. Rigal est cachexie alcoolique avec myocardite et probablement hépatite interstitielle, malgré le volume du foie indiqué par la percussion. L'individu succombe quelques heures
après son entrée.

Autopsie. — Cavité abdominale.

Elle renferme trois ou quatre litres de sérosité citrine. L'intestin est comme lavé partout, sauf au niveau d'une circonvolution située vers le milieu de l'intestin grêle, qui attire immédiatement l'attention par son aspect insolite.

Tandis que les voisines sont d'un blanc grisâtre, celle-ci est
d'un brun rougeâtre rappelant la couleur de l'intestin sphacélé
et de fait la première idée est de croire à une gangrène limitée
du viscère. D'un autre côté le tissu, tout en étant dur, n'est pas
friable ; il ne s'en exhale aucune odeur.

Le mésentère au niveau de son insertion est dur et très
épaissi, triplé et même quadruplé de volume. Ouvert par le bord
opposé à cette insertion, l'intestin ne s'affaisse pas, tant est grande
la rigidité des parois. Il continue à former une cavité cylindroïde
dont les parois ont une épaisseur de 4 à 5 millimètres dans
la partie centrale de la lésion. L'altération siège dans une étendue
de 35 centimètres environ sur deux extrémités de l'intestin ainsi
modifié, l'épaisseur va en diminuant insensiblement ainsi que la
coloration jusqu'à l'état normal. La muqueuse est tuméfiée, les
valvules conniventes très accentuées, formant des saillies dures
qui semblent gonflées par le sang. Il n'y a pas de sang dans la
cavité, pas plus que dans l'intestin situé au-dessous.

Ce fait, rapproché de celui-ci que pendant deux jours on n'a
pas constaté de sang dans les selles, peut faire exclure l'hémorragie intestinale.

Quelle était la cause de cet état particulier de l'intestin ? L'absence de toute odeur, la consistance des tuniques éloignait l'hypothèse d'une gangrène complète de l'intestin. Il n'existait pas de
traces d'étranglement, pas d'ulcérations intestinales. L'examen
attentif des artères depuis l'aorte a été complètement négatif, il
y avait au niveau de l'embouchure de l'artère mésentérique supé

rieure une plaque d'athérome qui devait rétrécir la lumière du vaisseau. Mais c'était là une cause insuffisante ; elle n'expliquait pas l'état d'une partie limitée de l'intestin.

L'état des veines est heureusement plus positif. Toutes celles de petit calibre qui partent de la portion de l'intestin modifié sont remplies de caillots noirâtres. Ils se prolongent dans les veines de plus gros calibre et jusque dans le tronc de la grande mésaraïque. Les caillots sont de forme variable, noirâtres et mous en certains points, ils sont ailleurs fibrineux, denses. Dans le tronc de la grande mésaraïque, ils présentaient au centre une sorte de cavité où existait un véritable ramollissement puriforme.

Non seulement l'oblitération existait dans le territoire de l'anse intestinale lésée, mais dans presque toutes les branches du territoire de la grande mésaraïque, les parois de la veine paraissaient saines dans toute leur étendue.

L'examen histologique de l'intestin montrait des éléments sanguins extravasés dans la tunique celluleuse et la tunique moyenne. Il en existait moins dans la muqueuse. Le péritoine était tout à fait normal. Telle était donc l'altération de l'intestin : infiltration sanguine des différentes tuniques sous l'influence d'une coagulation veineuse dans l'une des branches de la veine porte. Il est permis de supposer, puisque tout l'intestin n'était pas modifié dans les points correspondant à la veine oblitérée, que la coagulation s'était faite d'abord dans la branche qui alimentait l'anse intestinale altérée.

Elle s'est étendue ensuite remontant jusqu'au tronc en même temps qu'elle envahissait, par une marche descendante, les branches collatérales voisines.

Le tronc de la veine porte était vide de caillots et dans le territoire hépatique on ne trouvait rien à signaler.

Le foie était celui de la cirrhose atrophique dans une phase peu avancée de son évolution. D'une manière générale le tissu de l'organe présente une couleur d'un brun roux. Sa consistance est très ferme. Il existe peu de granulations à la surface et l'atrophie est en somme peu considérable.

A la coupe on trouve dans le lobe gauche, le lobe carré et le lobe de Spiegel un même aspect.

Le tissu conserve encore une apparence ressemblant à celle du foie, à part la consistance qui est fort augmentée, c'est dans le lobe droit que l'altération est surtout considérable ; on pourrait en faire deux parties, une première périphérique, légèrement granuleuse à la surface, dure et criant sous le scalpel, ne présente au milieu de sa coloration fauve que quelques points d'un jaune plus pâle. Mais au centre, il existe une sorte de tumeur formée par une masse d'un blanc jaunâtre dans laquelle il existe de rares îlots rosés, seules traces du tissu hépatique.

La *rate* est volumineuse, triplée de volume.

Les *reins* paraissent seulement un peu congestionnés. L'es-tomac a des parois épaissies, la muqueuse est d'un aspect grisâtre, par intervalles on y trouve des plaques ecchymotiques.

Cavité thoracique. — Emphysème pulmonaire, congestion aux deux bases, pas de liquide dans la plèvre. Le cœur est dilaté sans hypertrophie des parois. Les valvules présentent seulement un peu d'athérome. L'altération la plus importante est sans con-tredit celle du myocarde. Le tissu, au lieu d'avoir l'aspect rou-geâtre de la fibre musculaire ordinaire, présente une coloration qui tend à celle décrite sous le nom de feuille morte et consi-dérée comme constante dans les cas de dégénérescence grais-seuse.

L'encéphale ne présentait aucune altération.

Observation VI

Dreyfous. — *Société médicale*, 1885. (Obs. I.)

Thrombose d'une des branches de la veine mésaraïque supérieure Infiltration sanguine des parois de l'intestin grêle correspondant à la veine oblitérée. Cirrhose atrophique du foie.

X..., 52 ans, ancien cocher, alcoolique, entre, au mois de mars, à l'hôpital Necker (service de M. Grancher). Il offre tous les symptômes d'une cirrhose atrophique, foie petit, rate volumineuse, ascite, œdème des membres inférieurs, etc...

Ponctionné tous les 15 jours environ, il est pris, 8 jours après la dernière ponction abdominale, de douleurs généralisées à tout le ventre, avec vomissements bilieux et gêne de la respiration. Les douleurs se calment un peu sous l'influence des injections de morphine et de cataplasmes laudanisés.

Mais elles reparaissent le surlendemain et s'accompagnent d'une dyspnée telle que le malade réclame une nouvelle ponction.

Une fois le liquide ascitique évacué, l'interne, M. Artaud, trouve par le palper, dans la fosse iliaque droite, un empâtement diffus, douloureux, saburral, séparé du foie par une zone de sonorité et distinct des brides et des masses dures que l'on sentait habituellement après avoir vidé la cavité abdominale. Le soir, le malade meurt sans avoir présenté ni hématémèse, ni mélœna.

Autopsie. — A l'ouverture de l'abdomen, il s'écoule une petite quantité de liquide ascitique. Ce qui frappe tout d'abord, c'est la présence dans le flanc droit d'anses intestinales d'une coloration rouge noir ; ces anses, au nombre de deux ou trois et d'une longueur approximative de 6o centimètres, ressemblent à des anses herniées et tranchent nettement par leur coloration sur le ton gris ardoisé que présente le reste de l'intestin atteint de péritonite chronique. A ce niveau l'intestin est dilaté et comme distendu à l'excès ; sa surface n'est pas lisse, mais parsemée de petites élevures noires, de la grosseur d'une tête d'épingle, qui ne sont autre chose que de petits épanchements sanguins. Il paraît œdémateux ; il en est de même du feuillet du mésentère qui s'y insère.

Le mésentère offre une épaisseur de 3 centimètres et se laisse déprimer par le doigt. Toutes les veines qui parcourent ce feuillet sont distinctes et dures au toucher.

Quand on sectionne l'intestin suivant sa longueur, on voit qu'il est rempli par du sang noir à demi coagulé. La muqueuse offre une coloration vineuse et ne porte aucune trace d'ulcération.

Elle est parsemée de villosités (partie supérieure de l'intestin grêle) qui présentent la même teinte.

Les parois de l'intestin ont une épaisseur de 1 centimètre et sont comme gorgées de sang noir ; aussi, à la coupe, l'intestin a-t-il la même teinte que le sang veineux.

Si l'on coupe maintenant le mésentère le long de l'intestin, on voit que toutes les bronches veineuses se rendant à cette partie du tube intestinal sont oblitérées par des caillots cruoriques récents. Si l'on suit la plus grosse de ces branches veineuses, on arrive sur un caillot ancien, adhérent à la paroi, long de 4 à 5 centimètres, qui occupe une des divisions de la veine mésentérique supérieure. Au-dessus de ce caillot, on retrouve un caillot récent, rouge noir, qui se prolonge jusqu'au sinus de la veine porte et aux deux divisions terminales de cette veine.

Les autres parties de l'intestin ont une coloration gris ardoisé de péritonite chronique. L'épiploon est converti en une sorte de filet, dont les mailles sont très résistantes, de la grosseur du petit doigt, et réunissent soit les anses intestinales entre elles, soit ces dernières à la paroi abdominale.

Le foie est petit, pèse 800 grammes.

Type de cirrhose atrophique. Surface parsemée de granulations de dimensions variées, du volume d'une lentille à celui d'une tête d'épingle (périhépatite).

A la coupe, crié sous le couteau ; aspect jaunâtre, granulations entourées de cercles conjonctifs. Pas de coagulations veineuses intra-hépatiques. Voies biliaires libres.

La rate est volumineuse, à capsule très épaissie et blanc nacré. A la coupe elle présente un épaississement des travées conjonctives ; pas d'infarctus.

Pas de thrombose dans la veine splénique.

Les reins sont normaux comme poids et comme volume. Ils se décortiquent facilement ; pas de kystes ni de dépressions cicatricielles à la surface ; mais ils sont durs à la pression du doigt et ne se laissent pas déprimer. A la coupe rien de particulier ; pas d'infarctus, pas de coagulations dans les veines rénales.

Le cœur est petit, flasque, surchargé de graisse, et ne présente pas de lésions valvulaires. L'aorte, surtout dans sa portion ascendante, est parsemée de plaques athéromateuses. Les poumons sont le siège d'une congestion œdémateuse, surtout accentuée aux bases.

Examen histologique fait au laboratoire du Pr Grancher, à Necker.

L'examen histologique a porté sur la grande veine mésaraïque, siège de la thrombose, sur la portion d'intestin correspondant à l'oblitération veineuse et sur le foie. De petits fragments de ces différents organes ont été conservés et durcis dans la gomme et l'alcool ; les colorations ont été faites à l'aide du picrocarmin.

1° La grande veine mésaraïque présente les lésions de la thrombo-phlébite. Les parois très épaissies n'offrent plus de tuniques distinctes : elles sont transformées en une masse conjonctive où l'on peut encore distinguer trois zones. Une zone externe, uniquement composée de noyaux embryonnaires arrondis, sans tendance apparente à l'organisation ; une zone moyenne, formée de bandes de fibres conjonctives et élastiques, parsemées de noyaux allongés et de vaisseaux de néo-formation une zone interne également formée de fibres conjonctives et de noyaux, mais présentant certains points intéressants à étudier. En effet, cette zone qui correspond à la tunique endothéliale de la veine est bordée à sa limite interne d'une série de végétations qui pénètrent le caillot intra-vasculaire et soudent intimement celui-ci à la paroi. On remarque aussi dans cette zone entre les amas nucléaires qui forment les végétations, de petits groupes de globules rouges et de petits lacs de fibrine ; nulle part on ne voit comme dans la zone moyenne de vaisseaux de néoformation.

Quant au caillot qui oblitère la veine, il est formé d'hématies et de leucocytes (ceux-ci en petit nombre) qui paraissent bien conservés par l'alcool ; de distance en distance entre les globules on aperçoit des masses de fibrine à l'état fibrillaire ce qui est encore en faveur de la formation récente du caillot ;

2° En ce qui concerne l'intestin le seul fait à noter c'est l'infiltration sanguine de toutes les tuniques, infiltration qui est assez accentuée pour rendre impossible la coloration des coupes au picrocarmin.

A un faible grossissement et sans coloration les coupes de l'intestin apparaissent avec une teinte jaune verdâtre à peu près générale et de plus en plus prononcée à mesure que l'on s'avance de la surface péritonéale à la surface muqueuse. Cette teinte est due à la congestion énorme des veines de la sous-muqueuse et aux ruptures vasculaires qui en ont été la conséquence. Grâce à cette congestion et à ces hémorragies, l'épaisseur des tuniques intestinales est doublée ; c'est surtout sur la sous-muqueuse que porte cet accroissement de volume.

L'examen des coupes à un plus fort grossissement démontre la présence de globules sanguins entre les différents faisceaux des fibres musculaires, qui sont dissociés et brisés, sous la tunique péritonéale, et entre les fibres conjonctives qui composent cette tunique. Dans la sous-muqueuse on n'aperçoit que des veines très dilatées et des amas de globules rouges : les quelques artères que l'on aperçoit çà et là ne présentent aucune lésion. Enfin, dans la muqueuse, on retrouve cette même abondance de globules sanguins, jusque dans les villosités ; l'épithélium est desquamé partout, mais la surface de la muqueuse ne présente pas trace d'ulcération. En certains points, la distension de la sous-muqueuse est telle que, sur les coupes, la muqueuse proprement dite est détachée de la tunique conjonctive.

3° Le foie présente des lésions de la cirrhose veineuse. Sur une coupe, un faible grossissement montre les espaces portes élargis par une néo-formation conjonctive très accusée et les lobules hépatiques enserrés par des bandes de tissu fibreux organisé.

Les parois de la veine porte, de l'artère hépatique, très épaissies, se confondent avec le tissu conjonctif ambiant : les canalicules biliaires ne sont pas augmentées de nombre et leur épithélium est normal. Pas d'angiocholite. Le centre du lobule ne présente rien de particulier.

Toutes les veines sus-hépatiques sont perméables ; quelques-unes présentent autour d'elles une zone conjonctive, d'où se détachent quelques travées qui vont aboutir aux espaces portes. Aucune ne présente d'endophlébite ni de thrombose. Quant aux cellules hépatiques, un certain nombre d'entre elles ont subi la dégénérescence graisseuse ou granuleuse ; mais c'est le petit nombre et la plupart des cellules sont encore intactes.

OBSERVATION VII

DREYFOUS. — *Société anatomique*, 1885, p. 279. (Observation LEDUC. *Progrès médical*, 1884.)

La nommée A..., Léocadie, âgée de 49 ans, entre le 26 octobre 1880, à l'hôpital Beaujon, service de M. Guyot.

Cette femme n'accuse comme antécédents morbides que des accidents syphilitiques remontant à 25 ou 30 ans ; elle a eu deux enfants morts en bas âge ; pas d'antécédents alcooliques ; elle n'est plus réglée depuis 6 ou 7 ans ; elle a suivi un traitement régulier pour ses accidents syphilitiques ; depuis lors elle n'a pas eu de nouvelle atteinte de la vérole.

Il y a 8 ou 10 mois seulement qu'elle a commencé à éprouver des troubles dyspeptiques, consistant en lenteur de la digestion et en vomissements pituiteux peu fréquents, se produisant surtout le matin.

Quatre semaines environ avant d'entrer à l'hôpital, elle s'est aperçue que son ventre commençait à s'accroître en volume ; la gêne des digestions augmenta et il suivit un peu d'oppression ; malgré cela elle put continuer à se lever et à s'occuper de ses affaires intérieures jusque il y a 8 ou 10 jours où elle s'alita presque complètement, ne se levant guère, depuis ce temps, qu'une ou deux heures par jour. L'abdomen continuant à augmenter de volume, elle se décida à entrer à l'hôpital.

26 octobre. — Facies maigre, pâle ; tout le reste du corps est amaigri ainsi que les membres ; très léger œdème des membres inférieurs remontant à 4 ou 5 jours. Développement énorme de l'abdomen par une ascite très considérable, dilatation des veines sous-cutanées abdominales surtout à droite ; vu l'ascite et le tympanisme intestinal, il est impossible de limiter le foie ou la rate. Rien au cœur. C'est à peine si on peut faire asseoir la malade pour ausculter les poumons, à la base desquels on constate quelques râles de congestion.

Les urines sont cirrhotiques, chargées d'urates ; elles ne contiennent ni albumine, ni sucre, ni bile. Ce qui frappe le plus dans l'aspect de la malade, c'est une dyspnée très intense.

27 *octobre*. — Ponction, 21 litres de liquide ascitique. Après la ponction, soulagement immédiat ; la respiration devient faible et beaucoup moins fréquente.

On sent le bord inférieur du foie en plongeant la main sous le bord inférieur des fausses côtes ; il est dur et la percussion permet de constater qu'il est diminué de volume, tandis que la rate est plus grosse qu'à l'état normal.

Régime lacté, extrait de quinquina, 4 grammes.

Pendant le séjour de la malade à l'hôpital terminé par la mort le 12 décembre à 7 heures du soir, nous avons observé les symptômes suivants :

Le malade peut se lever un peu tous les jours, tant que le ventre n'a pas atteint un volume énorme et la dyspnée ne s'établit que quand le ventre est très distendu ; à trois ou quatre reprises, une congestion pulmonaire intense nécessite l'application de ventouses sèches sur les parois du thorax. La quantité d'urine rendue chaque jour est très peu considérable ; elle varie entre 250 et 500 centimètres cubes ; on donne du vin diurétique pour tâcher d'activer la sécrétion urinaire, mais on est forcé d'en suspendre l'emploi, parce qu'il survient de la diarrhée ; cette diarrhée qui se reproduit de temps à autre dure 3 à 4 jours et disparaît d'elle-même, sans que le flux intestinal paraisse avoir la moindre influence sur la reproduction plus ou moins rapide de l'ascite.

Pendant toute la durée de son séjour à l'hôpital, le malade ne vomit que trois ou quatre fois.

Le fait le plus important et qui a surtout attiré notre attention, c'est la reproduction très rapide du liquide en grande quantité. C'est ainsi qu'après la première ponction faite le 27 octobre on est obligé d'en faire une le 15 novembre qui est de 22 litres; le 29 novembre, c'est-à-dire 14 jours après, 3e ponction : on retire 23 litres de liquide ; enfin le 11 décembre, c'est-à-dire 12 jours après, 4e ponction donnant issue à 17 litres de liquide.

Ainsi en un mois et demi plus de 80 litres de liquide sont évacués et, s'il faut en croire la malade, cette production de liquide ne remonterait guère qu'à un mois avant son entrée à l'hôpital.

La nature du liquide fut toujours la même : c'était un liquide citrin, franchement ascitique.

Le 11 décembre au soir, 6 ou 8 heures après la 4e ponction, la malade eut une hématémèse abondante, on peut évaluer aux trois quarts d'un litre la quantité de sang qu'elle rendit. Elle avait eu la diarrhée 3 ou 4 jours avant sa ponction, avec des douleurs vives dans l'abdomen ; après la ponction jusqu'à la mort, il n'y eut pas de selles, mais de vives coliques persistèrent.

Le 12 au matin, la malade est dans un état de faiblesse extrême ; elle souffre du ventre ; la respiration est fréquente et très superficielle ; elle va s'affaiblissant jusqu'à la mort, qui arrive à sept heures du soir.

Autopsie le 14, à 10 heures du matin.

Abdomen. — La cavité péritonéale contient 2 ou 3 litres de liquide citrin.

L'intestin grêle, sur une longueur de 1 mètre environ, présente une coloration rouge lie de vin foncée ; cette coloration commence à 25 centimètres environ au-dessous du duodénum ; à ses deux extrémités elle va en se dégradant peu à peu, pour se confondre avec la couleur du reste du tube intestinal qui est pâle, blanc grisâtre, exsangue.

Cette coloration lie de vin est due à une infiltration des tuniques de l'intestin par du sang encore à l'état liquide ; il y a là une véritable hémorragie intra-pariétale interstitielle. Cette infiltration des parois de l'intestin par du sang leur donne une épaisseur bien supérieure à la normale épaisseur qu'on peut évaluer à 8 ou 10 millimètres ; tout l'intestin grêle contient du sang très fluide, mais ce sang est en beaucoup plus grande abondance dans les points où siège la coloration lie de vin. Le gros intestin, exsangue dans toute son étendue, est dans la plus grande partie obstrué par des cybales, qui baignent dans un sang liquide.

L'estomac est extrêmement dilaté ; une section suivant la grande courbure permet de constater que les parois ne sont pas épaissies et laisse écouler une quantité de liquide très fluide qu'on peut évaluer à trois quarts de litre au moins. La muqueuse, dans presque toute son étendue, présente un aspect piqueté ; en se rapprochant du pylore on voit quelques grosses veines variqueuses ; tout près de cet orifice, sur la paroi postérieure de l'organe, se voit une rupture obstruée par un caillot récent : c'est de ce point qu'à dû s'écouler le sang, par la bouche, la veille de sa mort.

L'œsophage présente dans toute son étendue des dilatations variqueuses des veines, qui donnent à la muqueuse une coloration violacée ; mais nulle part on ne peut apercevoir de rupture des veines de ce conduit.

En déroulant les anses intestinales et en mettant à nu le mésentère, on voit que les veines mésentériques sont complètement bouchées par un caillot demi-fibrineux, demi-cruorique ; cette obstruction commence au niveau du bord mésentérique de l'intestin et remonte dans la veine porte dont le calibre est complètement obstrué par un caillot fibrineux, assez mou, mais présentant avec les parois de la veine des adhérences assez solides. Le caillot du tronc de la veine porte se continue dans les branches de cette veine qui se distribuent au foie, lesquelles en certains points présentent une dilatation considérable.

La veine splénique présente, dans toute son étendue, un caillot de même nature que celui de la veine porte, mais on ne peut suivre la coagulation dans l'intérieur de la rate. Aucune trace de

caillot dans les veines sus-hépatiques ni dans la veine cave inférieure. Les cavités droites du cœur ne contiennent que les caillots
de l'agonie.

Le foie est un peu diminué de volume, il présente une coloration jaune assez claire, sillonnée par des tractus blancs, formant
des dépressions assez profondes ; de la périphérie partent en différents points un certain nombre de tractus fibreux qui lui font
contracter des adhérences avec le diaphragme ou le côlon ; sa
surface est inégale, lobulée ; les lobules qu'elle présente sont de
volume fort variable, allant de celui du chènevis à celui d'une
noix ; cette lobulation est plus marquée à la face inférieure qu'à
la supérieure.

Le foie est dur et résistant à la pression, comme à la section ;
sur les tranches, on voit que les lobules qui le constituent sont
enserrés par des tractus fibreux blancs dont l'épaisseur varie de
un quart de millimètre à 1 millimètre.

A l'intérieur de ces lobules ainsi limités, existent d'autres
tractus fibreux beaucoup plus minces ; nulle part il n'y a traces
de tissu cicatriciel résultant de gommes vidées. On peut cependant dire que le foie, dans son ensemble, présente beaucoup
plutôt l'aspect de la cirrhose syphilitique que de la cirrhose
alcoolique. Sur la surface de section on voit aussi les ramifications
de la veine porte, obstruées par des caillots demi-fibrineux et
demi-cruoriques.

La rate est très augmentée de volume dans tous ses diamètres ;
elle a environ 16 centimètres de hauteur, toute sa capsule présente une coloration blanche et par places on voit à sa surface de
petites granulations fibreuses de même couleur, de la grosseur
d'un grain de millet. Elle est très épaissie.

Le parenchyme est dur à la coupe et ne présente rien d'anormal.

Les reins sont pâles, anémiés ; ils ne sont pas altérés. Rien à
l'utérus ni aux ovaires.

Rien au cœur. Congestion assez intense des poumons aux
bases ; écoulement d'un liquide spumeux et sanguinolent à la surface de coupe.

Le diaphragme, ainsi que tous les muscles de la paroi abdominale, offre une coloration pâle ; il est très aminci, ainsi qu'eux il paraît très atrophié.

Observation VIII

DREYFOUS. — *Bulletin de la Société anatomique*, 1885.

Épithélioma non ulcéré du rectum. Thrombose cachectique de la veine porte. Mort. Autopsie. Examen histologique.

P. C..., âgé de 40 ans, employé, entre le 8 février 1882, à l'hôpital Tenon (service de M. Strauss). Il ne présente aucun antécédent héréditaire. Pas de syphilis. Pas d'habitudes alcooliques. Aucune maladie antérieure. Dans le courant de l'année dernière, il perdit l'appétit peu à peu : sa digestion devint pénible, lente, accompagnée de borborygmes et d'un léger météorisme plus accusé après les repas. Constipation opiniâtre pendant trois ou quatre jours, puis débâcle. Depuis six mois, l'amaigrissement a fait des progrès rapides ; les selles sont devenues plus fréquentes, actuellement la diarrhée est continue et le malade a cinq ou six garde-robes par jour.

État actuel. — Facies franchement cachectique, l'amaigrissement porte surtout sur les membres inférieurs et la face.

L'abdomen est légèrement saillant, la peau de coloration normale ; il n'y a pas de dilatation des veines sous-cutanées abdominales. La palpation pratiquée avec soin ne détermine pas de douleur, ne révèle l'existence d'aucune tumeur, pas d'ascite. La rate n'est pas augmentée de volume. Foie normal. Le toucher rectal permet de reconnaître la présence d'une tumeur qui siège vers le tiers moyen de la partie terminale de l'intestin. Elle semble occuper toute la circonférence du rectum. A ce niveau sa consistance est absolument caractéristique ; elle donne la sensation d'une dureté particulière, non uniforme, mais présentant par places quelques parties plus molles. Elle n'offre pas de végétations, elle ne paraît pas ulcérée.

Quelques ganglions indurés et volumineux dans l'aine. L'anorexie persiste, le dégoût pour la viande est prononcé ; nausées fréquentes, sans vomissements ; les selles continuent à être fréquentes et diarrhéiques. Pas d'œdème des membres inférieurs. L'auscultation du cœur et des poumons ne révèle rien de particulier. L'urine ne renferme ni sucre, ni albumine. Pas de sueurs nocturnes. L'insomnie est habituelle. Les jours suivants, l'état du malade reste le même.

Le 14 février. — Le malade nous dit que la diarrhée est arrêtée et qu'il n'a pu aller à la garde-robe depuis la veille. Le ventre nous paraît augmenté de volume et un examen attentif nous permet de reconnaître l'existence d'une ascite légère, la fosse iliaque droite est un peu douloureuse.

Le 15 février. — Même état : absence de selles ; le ventre est plus volumineux. Les veines sous-cutanées abdominales dans le flanc droit sont un peu dilatées et se dessinent avec leur coloration bleuâtre sous la peau ; le ventre est douloureux à la pression, surtout à droite. Pas d'ictère, pas de vomissements, pas de mélœna.

Le 15 février, la mort arrive presque subitement, sans phénomènes particuliers.

Autopsie pratiquée par M. Strauss, le 17 février au matin. Rigidité cadavérique assez accusée. Cadavre très émacié.

L'amaigrissement porte sur les membres inférieurs et la face, ce qui établit un contraste frappant avec l'augmentation de volume de l'abdomen. Les veines sous-cutanées abdominales sont dilatées et forment 3 à 4 troncs de la grosseur d'une plume d'oie.

A l'ouverture de l'abdomen, il s'écoule deux à trois litres de liquide jaune citrin. Pas de fausses membranes ni de traces de péritonite. On est immédiatement frappé par la coloration rouge foncé, lie de vin, que présente une portion des circonvolutions de l'intestin grêle. Cette coloration qui frappe le regard s'étend

sur une longueur de 60 centimètres environ et porte sur la partie
terminale de l'intestin grêle. On dirait une anse intestinale engouée par un étranglement herniaire. En détachant le mésentère
de la colonne vertébrale et en étalant l'intestin sur la table, l'on
constate sur la portion inférieure de l'iléon une coloration d'un
rouge vineux, allant par places jusqu'au noir. Les parois de l'intestin sont dilatées et épaissies, comme œdémateuses.

Au niveau de l'insertion du mésentère existe une vive injection rouge hortensia des premières radicules veineuses. Cette
injection s'étend sur les mailles formées par les branches d'origine de la veine mésentérique supérieure. Ces branches sont elles-
mêmes d'un rouge vif, turgescentes et dilatées, au point d'atteindre, même dans le voisinage de l'intestin, le volume d'une
plume d'oie. En ouvrant ces veines sur la sonde cannelée, on voit
qu'elles sont très élargies, remplies par des caillots d'un bleu
rougeâtre. En coupant le mésentère à son insertion sur l'intestin,
on trouve également de petits caillots récents dans les rameaux
veineux. La cavité intestinale au même niveau est remplie de
gros caillots noirâtres qui bouchent presque entièrement sa lumière.

La muqueuse a une coloration rouge noisette, apoplectique,
elle est recouverte de lambeaux épithéliaux qui se détachent
facilement sous le courant d'eau. Les parois de l'intestin sont
épaissies, engouées et comme œdématiées.

Au-dessus et au-dessous de la partie thrombosée, la muqueuse
intestinale garde sur une certaine longueur une coloration rouge
vif. Sur les principales veines du mésentère, ainsi que dans le
tronc de la veine porte ouverte sur la sonde cannelée se trouvent
des coagulations récentes, mais qui oblitèrent complètement le
calibre du vaisseau. Le long du gros intestin existe une surcharge
adipeuse considérable. En incisant le rectum on trouve, au tiers
moyen, une tumeur de 2 à 3 centimètres de hauteur occupant
toute la circonférence de l'intestin, rétrécissant son calibre au
point de n'admettre qu'avec peine le petit doigt, n'offrant que
quelques fongosités sans aucune trace d'ulcération. A ce niveau,
l'intestin est très épaissi et très dur à inciser.

Le foie est petit (950 grammes) et un peu verdâtre. Les branches de la veine porte, incisées, renferment des caillots rouges et noirs, en partie désagrégés, que le microscope montre composés de globules très reconnaissables et de granulations de fibrine.

Sur les diverses coupes du foie, on voit que les gros vaisseaux portes sont obstrués par des caillots semblables.

Certaines parties du foie présentent une coloration presque blanche qui tranche nettement sur la coloration du reste de l'organe. La vésicule biliaire est remplie de bile, perméable ainsi que le canal cholédoque.

La rate n'est pas augmentée de volume, elle est de consistance normale et pèse 140 grammes. Pas de traces de périsplénite, pas de dégénérescence amyloïde. A la coupe elle ne présente aucun foyer hémorragique. La veine splénique, suivie dans une certaine étendue de son trajet, ne renferme pas de caillots.

Les reins sont petits, un peu congestionnés.

La muqueuse de l'estomac a une coloration uniforme gris cendré ; elle n'offre pas de traces d'hémorragies.

Le cœur est petit, mou, il pèse 220 grammes.

Le ventricule droit contient quelques caillots récents. Les autres organes n'offrent rien de particulier.

Examen histologique (par M. Strauss). — La portion engouée de l'intestin grêle correspondant aux veines thrombosées, est, comme nous l'avons dit, d'une coloration rouge sombre presque noirâtre, rappelant presque l'aspect que présente une anse intestinale frappée d'étranglement herniaire. Des fragments de l'intestin furent durcis dans l'alcool absolu et les coupes minces colorées au picrocarmin révélèrent les altérations suivantes. Le revêtement épithélial est presque entièrement desquamé et ne persiste que par places. Les villosités desquamées ainsi que la muqueuse, sont le siège d'une infiltration sanguine tellement intense, que la villosité tout entière ne paraît guère être constituée que par des globules rouges serrés les uns contre les autres, farcissant le tissu connectif de la villosité.

La muqueuse proprement dite est également infiltrée totale-
ment de globules rouges ; par places il existe de véritables ecchy-
moses ; là où les ruptures vasculaires font défaut, on constate
une dilatation extrême des petits vaisseaux, surtout des veinules
qui se montrent sur la coupe, distendues au maximum et comme
injectées artificiellement.

Même stase et même turgescence des veinules de la couche
musculaire et de la couche celluleuse. Les veines mésentériques
et la veine porte thrombosées examinées sur un certain nombre
de coupes transversales, offrent les caractères de la thrombo-
phlébite : thrombus formé de globules rouges plus ou moin-
déformés et altérés, entremêlés d'un assez grand nombre de
leucocytes se colorant par le carmin ; prolifération des cellules
endothéliales de la tunique interne, avec épaississement et infiltration nucléaire des deux autres tuniques.

Observation IX

A. Pilliet. — *Société anatomique*, 1889, p. 197.

Le nommé Dumoulin C... entre à l'infirmerie des Incurables,
dans le service de M. le Dr A. Gombault, le 9 mars 1886.

C'est un homme d'apparence athlétique, très robuste et très
gras, avec varices des jambes développées, âgé de 72 ans.

Il était en congé et en dehors de l'hospice quand sont survenus
les accidents qui l'amènent. Aussi n'avons-nous d'autres rensei-
gnements sur son état antérieur que ceux qu'il nous donne. Le
vendredi 8 mars en travaillant à scier du bois, il fut pris subitement d'une douleur au bas-ventre assez violente pour le forcer
de cesser son travail. Il lui survint peu après des nausées et des
vomissements et son ventre commença à se ballonner. Il rentra le
lendemain à l'hospice, dans sa salle d'où on le fit passer à l'infirmerie. Le 10 mars, le malade a le ventre très ballonné, très
douloureux spontanément à la pression, les nausées continuent ;

il n'y a pas de selles. Le soir, vomissements de matières noires comme du marc de café ; assez abondants. Mort dans la nuit. . .

Autopsie. — Le ventre est très ballonné. Après incision les intestins tympanisés font saillie hors de l'abdomen, deux anses de l'intestin grêle se montrent superficielles et tranchent sur le reste par leur coloration rouge foncé. Elles sont moyennement dilatées, accolées entre elles par des néomembranes extrêmement minces et fragiles. Nulle part ailleurs il n'y a de traces de péritonite. L'intestin étant déroulé méthodiquement contient des matières fluides et grisâtres jusqu'au point où se trouvent les deux anses violacées dont nous venons de parler. Au-dessous il contient des matières jaunes, moulées, remontant aux jours qui ont précédé l'accident. Les anses malades ouvertes montrent leur canal entièrement libre, ne contenant qu'une très petite quantité de liquide rougeâtre. L'obstruction résultait soit de leur accolement, soit de leur paralysie qui est complète, car elles ont perdu leur élasticité. Leur surface interne d'un rouge cuivre est parsemée de plaques minces jaunâtres, d'apparence néomembraneuse, difficiles à détacher par le lavage. La longueur de l'intestin envahi par la lésion est d'environ 40 centimètres.

Le mésentère correspondant forme un large gâteau très dur de 2 centimètres et plus d'épaisseur, rouge, et paraissant absolument apoplexié.

En présence de ces lésions on devait penser à une embolie artérielle, mais le cœur était sain, le tronc cœliaque aussi, et il n'y avait pas de traces d'infarctus rénal du splénique, à une thrombose veineuse ou à une entéromésentérite aiguë, quelque chose comme la pérityphlite des obèses, mais avec un siège anormal, sur le milieu de l'intestin grêle.

L'examen microscopique a montré que c'est la seconde supposition, celle de la thrombose veineuse, qui est la plus vraisemblable. En effet, sur le corps du mésentère, on voit les veines dilatées, remplies par des caillots qui sont en partie fibrineux sur la partie latérale des veines d'un certain volume. La dissection montre les veines mésaraïques gonflées par le sang. Les artères, sur les coupes, contiennent aussi du sang, mais elles ne sont pas dilatées. Tout le tissu du mésentère est apoplexié, les globules rouges formant des cercles et des collerettes autour des globes de graisse, comme le font les globules blancs dans l'inflammation du tissu adipeux. Les grands espaces fibreux du mésentère présentent une apoplexie considérable du tissu conjonctif, autour des vaisseaux qu'il engaine, avec formation d'énormes cristaux triangulaires d'hémoglobine. Toutes les couches de l'intestin sont aussi infiltrées de globules rouges et méconnaissables, sauf la plus interne.

Les glandes en tube et les villosités sont là disparues, il ne reste plus trace de leurs épithéliums ; le chorion seul subsiste, formant des festons arrondis à leur sommet, irrégulièrement dessinés et infiltrés de cellules rondes.

La couche la plus superficielle est formée de cellules soudées, présentant les caractères d'une sorte de nécrobiose, et c'est elle probablement qui donne à l'œil nu l'aspect de néo-membranes jaunâtres que nous avons signalé.

Pour les autres organes, nous énumérerons rapidement la congestion veineuse de l'encéphale, emphysème pulmonaire marqué, congestion du lobe inférieur droit. Cœur volumineux à ventricule gauche épais et détaché, sans lésions d'orifice ; à peine quelques stries blanchâtres à l'aorte. Foie assez petit, de coloration foncée. L'examen histologique a montré qu'il s'agissait d'une imprégnation biliaire. La vésicule contient 15 à 20 petits calculs à facettes ; elle n'est pas exulcérée à sa face interne. La rate est petite et ne présente à noter que des épaississements capsulaires fibroïdes.

Le pancréas est normal. Les deux reins sont allongés, volumineux, mous et peu colorés, parsemés de nombreux kystes à contenu citrin. Il existe un certain degré d'hypertrophie prostatique.

Les varices des jambes sont très développées. Elles forment en certains points, au-dessus de l'aponévrose jambière, un véritable tissu caverneux alvéolaire ; le derme est par places incrusté de sels calcaires.

Observation X

Pilliet. — *Progrès médical,* juin 1890, p. 497.

A Ivry, au mois de décembre dernier, nous pratiquâmes l'autopsie d'une femme de 70 ans de forte stature, très obèse, morte rapidement dans son dortoir, sans avoir passé par l'infirmerie.

Les accidents avaient donc marché très vite. Le ventre était très ballonné ; le mésentère et les intestins présentaient une surcharge graisseuse considérable.

Rien dans les différents organes ne pouvait expliquer cette mort si prompte quand l'attention fut attirée par la teinte violacée d'une portion de l'intestin grêle située à droite du mésentère. Cette coloration s'étendait sur une longueur d'environ 60 centimètres et s'éteignait graduellement pour faire place à la teinte grise du reste de l'intestin. Le canal étant ouvert, on vit que dans le point correspondant à cette teinte vineuse la muqueuse était sphacélée superficiellement.

Elle répandait une odeur aigrelette spéciale, était d'une coloration jaune opaque, et se montrait à ce point friable que, par places, il n'en subsistait que de petits grumeaux formant un sablé sur le chorion dont les veines étaient remplies de sang.

A l'examen histologique, on constata la réplétion des veines par des caillots dans lesquels les globules rouges étaient en partie détruits. Les artérioles de l'intestin n'étaient pas dilatées. L'épithélium des villosités est tout entier tombé ; celui des glandes est composé de cellules en nécrobiose. Elles sont opaques, se colorent fortement par les principaux réactifs, mais leur contenu paraît entièrement homogène et l'on n'y voit pas un seul noyau, même après l'action de l'hématoxyline ou du carmin d'alun. Le tissu du chorion, en beaucoup de points, est sphacélé aussi et ne contient plus de noyaux colorables ; ses fibres sont à contour confus. Les fibres musculaires lisses au contraire se colorent encore et d'autant mieux qu'elles sont plus rapprochées du péritoine. Dans quelques-unes des glandes, non dans toutes, il existe des accumulations considérables de microbes ronds qui les obstruent et qui fixent avec intensité les matières colorantes. Le foie présente une infiltration embryonnaire assez marquée autour des espaces fortes, et de place en place, des îlots de prolifération cellulaire des cellules hépatiques qui contiennent alors plusieurs noyaux.

Il existe des marbrures de dégénérescence graisseuse étendues ; enfin on trouve des amas intra-lobulaires caractérisés par de petits foyers de cellules rondes entourant des îlots de cellules hépatiques nécrosées et ces amas ont exactement la situation et la forme des infarctus infectieux du foie signalés au cours de différentes maladies, éclampsie, pneumonie, septicémie, typhus, etc.

CONCLUSIONS

I. — Il existe une forme particulière d'obstruction intestinale consécutive à la phlébite oblitérante de la veine porte et des veines mésaraïques.

II. — Cette obstruction se produit sans obstacle matériel au cours des matières, par suite du sphacèle des parois intestinales dont la circulation veineuse est supprimée et dont les tuniques musculaires frappées d'asphxyie locale perdent rapidement leur contractilité : c'est un pseudo-étranglement.

III. — Le siège de prédilection du sphacèle de l'intestin se trouve au niveau du jéjunum, à un mètre environ de son origine ; la lésion tantôt se limite en ce point, tantôt se propage en amont et en aval, avec les mêmes caractères.

IV. — La localisation observée s'explique par l'impossibilité de toute circulation collatérale dans une région également éloignée des anastomoses du bout inférieur de l'intestin et de celles du bout supérieur.

V. — Au point de vue étiologique, l'origine de la lésion intestinale ne semble pas être dans l'intestin, mais bien dans la veine porte atteinte de pyléphlébite adhésive. Cette forme de pyléphlébite s'observe surtout chez les individus dont le système vasculaire a subi une tare sérieuse (alcoolisme, goutte, saturnisme, syphilis); l'obésité, la cachexie, l'infection peuvent aussi l'engendrer.

VI. — Au point de vue clinique, le tableau est celui d'une occlusion intestinale par étranglement interne ou par volvulus de l'intestin, le début des accidents est tantôt brusque, tantôt précédé pendant une période plus ou moins longue de troubles digestifs vagues avec symptômes généraux fébriles plus ou moins accusés ; ces accidents prémonitoires sont imputables à la pyléphlébite initiale, dont la virulence médiocre explique leur caractère insidieux et traînant.

VII. — La marche de la maladie, quand les phénomènes d'étranglement ont fait leur apparition, est rapide et parfois foudroyante, l'occlusion peut se compliquer de péritonite aiguë, par migration bactérienne à travers les parois intestinales mortifiées comme dans l'étranglement herniaire.

VIII. — Si on peut concevoir *a priori* que la pyléphlébite adhésive, cause initiale des accidents, puisse rester localisée et que l'obstruction incomplète des veines mésaraïques soit susceptible de guérison, il est certain que l'arrêt complet de la circulation veineuse dans une anse intestinale de quelque étendue aboutit fatalement au sphacèle de ses parois, c'est-à-dire à une lésion incompatible avec la vie : les malades arrivés à la période de pseudo-étranglement sont donc condamnés à la mort dans un bref délai.

IX. — Le médecin sera autorisé à se conduire comme il doit le faire dans tous les cas d'obstruction intestinale : c'est à lui de juger si après la laparotomie faite les lésions de l'intestin ne sont pas trop considérables pour tenter la résection de la partie lésée puis rapprocher et suturer l'un à l'autre les deux bouts de l'intestin ou s'il doit simplement refermer l'abdomen.

BIBLIOGRAPHIE

Bouillaud. — *Arch. de méd.* Paris, 1823, t. II, p. 198.

Reynaud. — *Journal hebdomadaire,* 1829, t. IV, p. 137.

Duplay. — *Journal hebdomadaire,* 1830, n° 2, p. 403.

Schœlein. — *Klinisch Vorlesung von Guterbœtz.* Berlin, 1842.

Lambron. — *Archives générales de médecine,* juin 1842, t. XIV, p. 529.

Raikem. — *Bulletins de l'Académie royale de Belgique,* 1845.

Frisson. — *Gazette des hôpitaux,* 1848.

Hillairet. — *Union médicale,* 1849.

Monneret. — *Union médicale,* 1849.

Dowel. — In *Dublin Quarterly Journal of med. Sc.,* août 1851, p. 201.

Barth. — *Société anat.,* 1851.

Bulletins de la Société anatomique, 1851, p. 354.

Dowel. — In *Dublin Quarterly Journal of med. Sc.,* août 1851. p. 202.

Bulletins de la Société anatomique, 1852, p. 453.

Leudet. — *Archives générales de médecine,* 1853, p. 145.

Handfield (Jones). — In *Med. times and Gazette,* 1855, p. 184.

Gintrac. — *Journal de médecine de Bordeaux,* 1856, p. 1 et suiv.

Frerichs. — Traité des maladies du foie, traduction Dumenil et Pellagot, 1867.

Archives générales de médecine, 4° série, t. XXV, p. 468.

Rossbach (de Hersleben). — *Berlin. klin. Wochens.,* 1873, n° 21, p. 244.

James Little. — *The Dublin Journ. of med. Sc.,* sept. 1874.

Lyons. — *The Dublin Journ. of med. Sc.,* nov. 1877, p. 456.

Smith. — *New-York med. Journal,* 1878.

Samuel West. — *Path. Soc. med. times and Gazet.,* 2 mars 1878, p. 238.

Chuquet. — *Bull. Soc. anat.,* février 1878.

Leroux. — *Société anat.,* 1878.

Conti. — *Gaz. méd. ital. prov.* Venet., 1878, n° 36.

Pagne. — In *Transact. of the Pathol. Society of London,* t. XXI, p. 228.

Dickinson. — In *Path. transact.,* t. XIV, p. 63.

Quénu. — *Thèse Ledieu.* Paris, 1879, p. 97.

Ledieu. — *Thèse,* Paris, 1879.

Leroux. — *Gazette de Paris,* 1879, p. 322.

Chauffard. — *Société anat.,* 1879, p. 587.

Sturges. — *Lancet,* 7 août 1880.

Ernous. — *Thèse,* Paris, 1880.

Osler. — *Medical News,* juin 1883, p. 693.

Gendron. — *Thèse,* Paris, 1883.

W. Osler. — *Journal of anat. and physiol.,* t. XVI.

Raymond Durand-Fardel. — *Société anat.,* 1883, p. 380.

Jastrowitz. — *Deutsche med. Wochens.,* 1883, n° 47.

Dreyfous. — *Société anat.,* 1884.

Achard. — *Arch. de phys.,* 15 mai 1884.

Somefeld. — *Wien. med. Presse,* 1885, n° 40.

Despaigne. — *Société anat.,* 1886.

—   *Société anat.,* 28 mai 1887.

W. Osler. — *Journal of Amer. Assoc.,* 5 novembre 1887, p. 598.

Pilliet. — *Bulletins de la Société anatomique,* mars 1889, p. 197.

—   *Progrès médical,* juin 1890, p. 497.

Ewald. — *Berlin. klin. Wochens.,* 21 novembre 1893.

Shoemaker. — *Medical News,* 15 avril 1893.

Jorand. — *Société anat.,* 4 mai 1894.

Péron et Beaussenat. — *Société anat.,* juillet 1894, p. 589.

Trèves. — *Lancet,* 17 mars 1894.

Boucly. — *Thèse,* Paris, 1894.

Phillips. — *London clinical Society,* 1895, p. 223.

Achard. — *Society medical des hôpitaux,* 1895.

Berthelin. — *Thèse,* Paris, 1895.

Pitt. — *London path. Soc.,* 1895, p. 75.

Braquehage. — *Société anat.,* 1895.

Raymond Cestan et Pierre Wiart. — *Bull. Soc. anat.,* 1896.

Dickinson. — *Pathological transactions,* t. XIV, p. 63.

Barth. — *Bulletin de la Société méd. des hôp.,* octobre 1897, p. 1189.

Letulle et Maygrier. — *Société anat.,* 1897.

TABLE DES MATIÈRES

CHARTRES. — IMPRIMERIE DURAND, RUE FULBERT.

www.ingramcontent.com/pod-product-compliance
Ingram Content Group UK Ltd.
Pitfield, Milton Keynes, MK11 3LW, UK
UKHW022334070726
13614UKWH00003B/1067